MAGNÉTISME EXPÉRIMEN[...]

POUR OBSERVER

Les États et les Phases

DU

SOMMEIL PROVOQUÉ

LE SOMNAMBULISME ET SES SUBDIVISIONS

PAR

FERNAND GIROD

Lauréat de la Société Magnétique de France

1 franc.

PARIS

LIBRAIRIE DU MAGNÉTISME

23, RUE SAINT-MERRI, 4°

1910

POUR OBSERVER

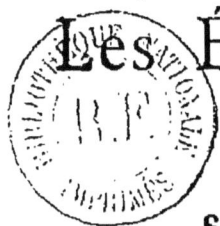

Les États et les Phases

DU

SOMMEIL PROVOQUÉ

Pour paraître prochainement.

A TRAVERS

MON

CAHIER D'EXPÉRIENCES

Par **Fernand GIROD**

Recueil d'expériences sur :

LA LECTURE A DISTANCE SANS LE SECOURS DES YEUX,
LE DÉDOUBLEMENT DU CORPS HUMAIN,
L'EXTÉRIORISATION DE LA SENSIBILITÉ ETC.

MAGNÉTISME EXPÉRIMENTAL

POUR OBSERVER

Les États et les Phases

DU

SOMMEIL PROVOQUÉ

LE SOMNAMBULISME ET SES SUBDIVISIONS

PAR

Fernand GIROD

Lauréat de la Société Magnétique de France

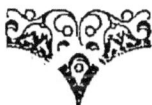

PARIS

LIBRAIRIE DU MAGNÉTISME

23, Rue Saint-Merri, 4ᵉ

1910

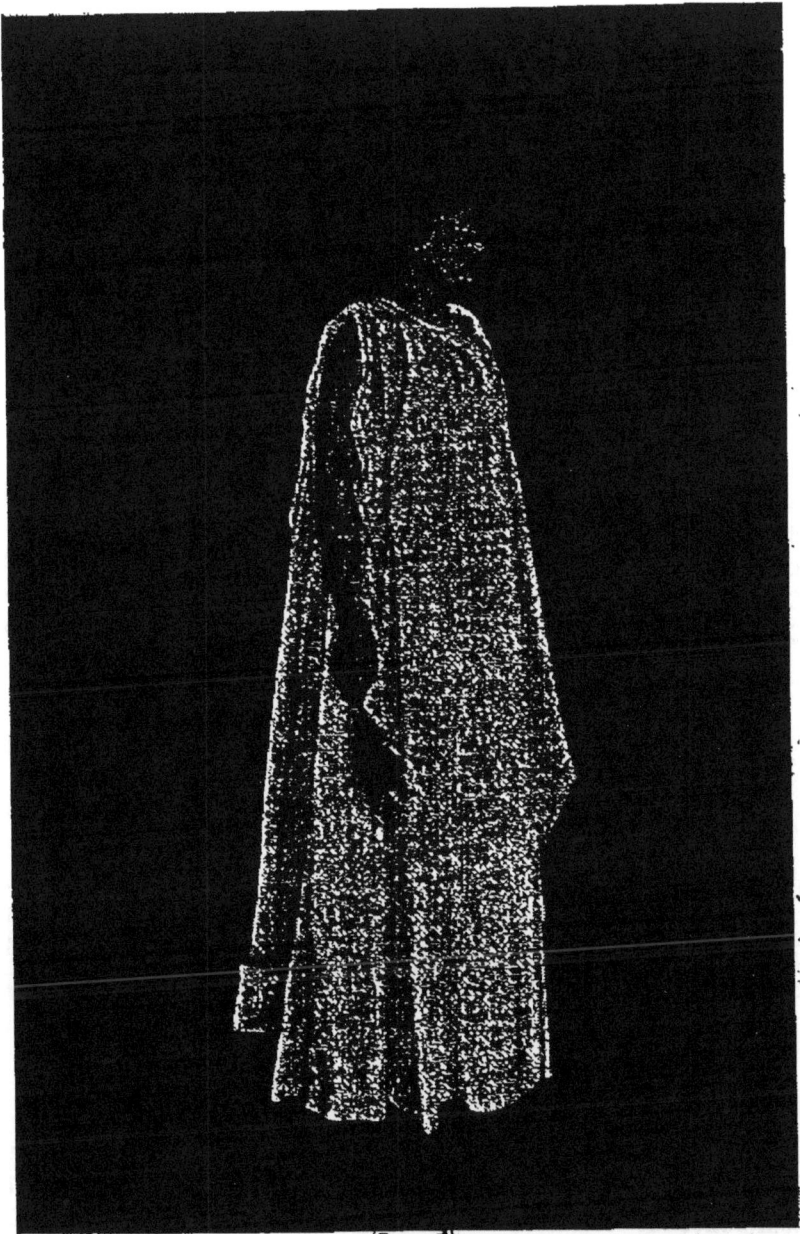

Mlle Edmée, sujet magnétique, à l'état de veille.

TABLE DES MATIÈRES

___

HYPNOTISME ET MAGNÉTISME

LES DEUX ÉCOLES

Définition. — Dans cette branche de la psycho-physiologie qui étudie les différentes modifications apportées dans un système nerveux par certaines manœuvres propres à déterminer le sommeil artificiel, nous trouvons deux divisions, deux grandes écoles distinctes.

D'un côté, se sont les partisans de l'hypnotisme qui produisent le sommeil à l'aide de procédés plus ou moins violents : fixation soutenue du regard, frictions sur le vertex, pression des globes oculaires, jet de lumière vive dans les yeux, suggestion brutale, etc.

Agissant, de la sorte, sur les organes matériels des sens, ils déterminent une sorte de congestion de la masse cérébrale, un ébranlement qui, par réaction sur la force nerveuse contenue dans l'organisme, donne lieu à la production du phénomène attendu : le sommeil.

L'état hypnotique est un état particulier du système nerveux déterminé par des manœuvres artificielles, tendant, par la paralysie des centres nerveux à détruire l'équilibre nerveux. (Braid.)

Cet état physiologique consiste en une accumulation anormale de la force nerveuse au cerveau, accumulation provoquée par des moyens artificiels ou résultant d'un état pathologique particulier. (Durand de Gros.)

Les hypnotiseurs constituent donc la première école.

La seconde est représentée par les partisans de l'existence d'une force particulière, propre à tous les corps et agents de la nature, et plus particulièrement à l'organisme humain.

Cette force, dont l'existence est aujourd'hui démontrée par une somme énorme de constatations de toutes sortes, peut être soumise à une étude assez approfondie au moyen de certains instruments enregistreurs, tels que les magnétomètres, biomètres, galvanomètres spéciaux, etc. La photographie a également fourni, durant ces dernières années, un contingent de preuves expérimentales fort appréciables, mais c'est surtout dans l'expérimentation à l'aide de personnes possédant une sensitivité particulière, et, appelés pour cela des sujets sensitifs, que l'on peut arriver à des déductions du plus haut intérêt scientifique, sinon même à des conclusions.

Différents noms ont été proposés pour désigner cette force ; elle a revêtu tour à tour, dans les ouvrages d'une quantité innombrable d'auteurs, les noms d'Od ou fluide odique, de fluide vital, de force neurique rayonnante, de force ecténique, voire même de fluide nerveux, etc., mais le mot le plus communément employé est encore celui de Magnétisme, nom que lui avait donné Mesmer (et d'autres avant lui, Kircher, van Helmont, Paracelse), eu égard à l'analogie des phénomènes présentés par cette force sur l'organisme humain, avec ceux que détermine l'aimant sur certains métaux tels que le fer, l'acier, le nickel.

Les partisans du Magnétisme, par l'emploi de certains procédés d'une douceur infinie, les impositions et les passes concentrent leur attention tant sur le cerveau que sur l'épigastre (creux de l'estomac), pour amener dans ces deux centres un surcroît de force nerveuse, et obtenir, de la sorte le sommeil par l'établissement d'un juste équilibre entre ces deux foyers les plus importants de la vie nerveuse.

HYPNOTISEURS — LES PROCÉDÉS

Les procédés employés par les hypnotiseurs pour déterminer le sommeil sont nombreux.

Ils reposent tantôt sur des excitations sensorielles, tantôt sur des excitations cutanées.

Dans la première série nous trouvons :

La fixation des yeux ou d'un objet brillant.

L'occlusion des yeux avec pression des globes occulaires.

Le jet de lumière vive projeté brusquement devant les yeux du sujet, lumière électrique, lampe au magnésium.

Le bruit plus ou moins intense fait à son insu (coups de gong chinois, cymbales, coups de pistolet, etc.).

Le relèvement des paupières supérieures et d'autres procédés de moindre importance.

Dans la série des excitations cutanées l'on trouve : la pression sur le vertex ou sur le front; la friction du vertex ou d'une autre partie quelconque du corps; l'emploi de l'électricité à petits et même à grands courants, etc.

Les hypnotiseurs ajoutent encore dans cette classification, les aimants et les passes des magnétiseurs.

Inutile de dire qu'ils ne croient pas un seul instant à la vertu magnétique de la passe. Ces deux séries de procédés sont comprises chez les hypnotiseurs dans ce qu'ils appellent « l'action reflexe par irritation initiale périphérique ».

Avec la suggestion, l'émotivité plus ou moins grande, l'imagination plus ou moins déréglée du sujet.

Avec l'esprit d'imitation possible, la concentration de l'attention sur l'idée du sommeil (auto-suggestion), les hypnotiseurs font une troisième série. Ils appellent cela obtenir un phénomène reflexe par « irritation initiale centrale ».

Dans toute cette nomenclature, nous ne prendrons pour nos descriptions futures que les principaux procédés classés dans les excitations cutanées et sensorielles, laissant volontairement de côté la « suggestion », qui pourtant en hypnotisme est considérée comme un des principaux facteurs de la production des phénomènes, mais dont nous ne pouvons, sans sortir du cadre que nous nous sommes tracé, donner ici la définition exacte.

MAGNÉTISEURS — LES PROCÉDÉS

Les Magnétiseurs n'ont pas tant de cordes à leur arc, en ce qui concerne les procédés.

Deux seulement sont le plus couramment employés par eux pour obtenir le sommeil chez leur sujets, ce sont :

1° Les passes ;

2° Les impositions.

On peut même dire qu'un seul de ces procédés leur suffit,

s'ils ont affaire à ce qu'on nomme un sujet bien polarisé (1); l'imposition ou présentation de la main droite à une certaine distance du front suffit pour déterminer le sommeil, et, dans quelqu'état que le sujet se trouve, pour poursuivre toute la gamme des états en se servant uniquement de ce même procédé, c'est-à-dire que l'auto-suggestion, l'effet de l'imagination et toute autre action plus ou moins indirecte sur le cerveau du sujet — hypothèses soulevées par les hypnotiseurs — sont impuissants pour expliquer à eux seuls pourquoi, par exemple, un sujet en léthargie profonde, ayant perdu toutes notions de ce qui peut le rattacher au monde visible, pourra être changé d'état, rien que par la présentation de la main à distance.

Nous n'insistons pas sur ces faits que l'expérience prouve chaque jour.

Deux procédés donc pour les Magnétiseurs : la passe et l'imposition, qui peuvent se résoudre en un seul, l'action à distance d'une force particulière : le Magnétisme.

Voyons, maintenant, quels sont les phénomènes produits par l'une et l'autre école.

HYPNOTISEURS — LES PHÉNOMÈNES

Le sommeil provoqué par les procédés hypnotiques peut se présenter sous trois aspects différents, qu'on désigne couramment sous le nom d'états :

1° La catalepsie, caractérisée par une propriété inhérente au système musculaire de conserver très longtemps une

(1) Voir les théories de H. Durville sur la polarité du corps humain.

attitude donnée et par un état d'automatisme imitatif parfait;

2º Le somnambulisme, caractérisé par la perte de l'activité cérébrale consciente et l'exagération de certaines autres fonctions cérébrales ;

3º La léthargie, caractérisée par un état d'assoupissement profond, l'atténuation de certaines fonctions vitales et la perte complète de l'usage des sens.

Dans certains cas, au moyen de la fixation des yeux, les hypnotiseurs obtiennent un état particulier, qu'ils ont appelé état de fascination (Dr Brémaud), lequel ne se rencontre guère que chez les hommes, c'est celui que produisent le plus aisément les hypnotiseurs publics; en plongeant subitement leur regard dans celui du sujet, ils obligent ce dernier à les suivre, et à se plier à toutes leurs fantaisies. Cet état, qui présente, pour caractères les phénomènes suivants : élévation du pouls, dilatation de la pupille, analgésie, annihilation de la volonté, exaltation de l'imagination, etc., tend à disparaître par entraînement. A mesure que les expériences se succèdent avec un même sujet, l'état de fascination s'atténue, et, lorsqu'un autre peut être provoqué, la fascination n'apparaît plus.

On verra qu'il n'en est pas de même avec un état que les Magnétiseurs observent d'une façon constante chez leurs sujets, et qu'ils nomment état suggestif ou de crédulité.

Il n'a du reste aucune ressemblance avec celui dont nous venons de donner la description.

Les trois états classés par les hypnotiseurs (catalepsie, somnambulisme, léthargie) ne se présentent pas d'une façon constante chez tous les sujets en expérience ; avec certains sujets, les trois phases peuvent être obtenues d'emblée; avec d'autres, il peut ne se présenter que deux de ces phases : le somnambulisme et la léthargie, chez d'autres enfin, on ne rencontre qu'un seul état : le somnambulisme (la léthargie expérimentale ne se présente presque jamais seule).

En hypnotisme, au moyen des procédés que nous avons indiqués, il est assez difficile de limiter l'action de l'agent employé, aussi voyons-nous même chez un sujet présentant les trois états, une quantité de variations s'opérer au cours des expériences.

C'est ainsi qu'avec les sujets du premier groupe (ceux qui présentent les trois états), selon le procédé employé, et selon la durée d'action du dit procédé, ce peut être l'un ou l'autre des trois états qui se présente comme état primitif.

On peut de la sorte diviser ce premier groupe en trois ou quatres séries, ainsi que l'a fait le Dr Bottey (1).

Dans une première série, le sujet sera mis en catalepsie par un procédé quelconque (fixation d'un objet brillant). Si l'on pratique l'occlusion des paupières, c'est la léthargie qui se déclare; cette dernière sera transformée en somnambulisme par le réflexe du vertex (2) par exemple. D'après le Dr Bottey ce sera d'abord le somnambulisme yeux fermés, lequel pourra être suivi du somnambulisme yeux ouverts par le souffle sur les yeux ou le relèvement des paupières.

Dans une deuxième série d'expériences, la léthargie sera

(1) Voir son étude critique sur le Magnétisme animal.
Disons en passant que cet auteur, auquel nous empruntons quelques-unes de nos citations a divisé le somnambulisme en deux temps : le premier temps est le somnambulisme classique, les yeux fermés ; le second est un état somnambulique dans lequel le sujet a les yeux ouverts. Ce second temps présente des analogies et des différences avec le premier, nous en recauserons.

(2) Friction pratiquée avec les doigts, sur le sommet de la tête.

déterminée comme premier état ; en ouvrant de force les yeux du sujet, on obtiendra la catalepsie, soufflant ensuite sur les yeux, ou pratiquant l'occlusion des paupières ou le réflexe du vertex, on changera cette catalepsie en somnambulisme.

Dans une troisième série, le sujet pourra être mis primitivement en léthargie comme précédemment, on transformera cette léthargie en somnambulisme par le réflexe du vertex ; ce dernier état fera place à la catalepsie si l'on pratique le relèvement des paupières, etc.

Et enfin pour terminer avec ce premier groupe, si c'est le somnambulisme qui se présente comme phénomène initial, on lui fera faire place à la catalepsie par le relèvement des paupières ; la léthargie succédera par le réflexe du vertex ou l'occlusion des yeux, et ainsi de suite.

Pour les sujets du second groupe, on obtiendra le somnambulisme comme état primitif, on le transformera en léthargie par le réflexe du vertex.

Avec les sujets ne présentant que l'état somnambulique, suivant le Dr Bottey, la seule modification que l'on pourra obtenir, c'est de le transformer en somnambulisme yeux ouverts par le relèvement des paupières.

MODIFICATIONS PSYCHO-PHYSIOLOGIQUES

Observées dans les trois états : **Catalepsie, Somnambulisme, Léthargie.**

DESCRIPTION COMMUNE AUX DEUX ÉCOLES

CATALEPSIE

La catalepsie (du grec *katalèpsis*, surprise) est caractérisée par l'immobilité apparente du sujet, celui-ci reste

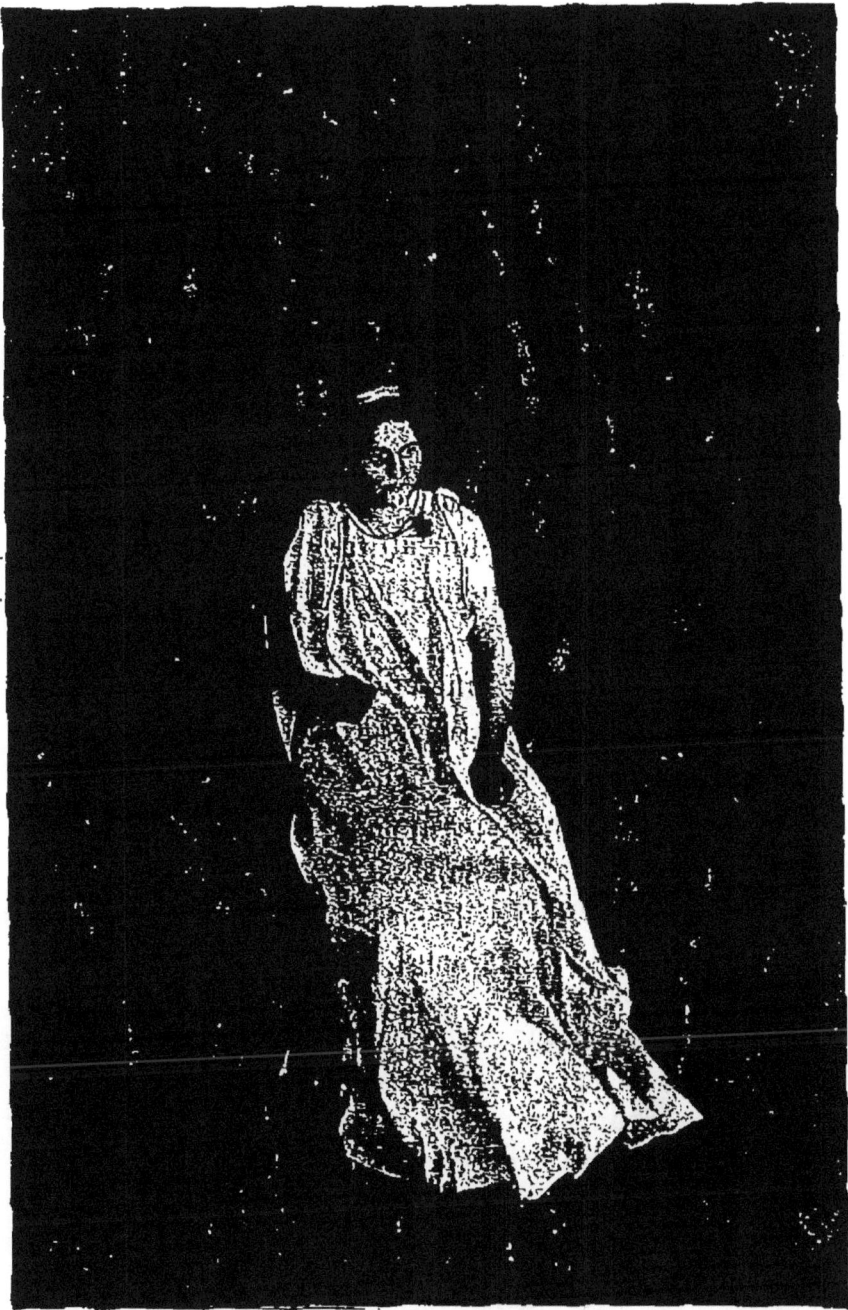

CATALEPSIE

Position d'un sujet chez lequel la catalepsie vient d'être déclarée.

comme pétrifié dans la position qu'il occupait auparavant.

Le regard est fixe, les paupières sont largement ouvertes et animées de très rares battements.

Les pupilles sont légèrement dilatées, la cornée est insensible.

On constate l'anesthésie cutanée (insensibilité complète à la douleur).

Les membres, bien qu'ils possèdent une très grande souplesse, offrent cette particularité remarquable de pouvoir conserver très longtemps une attitude donnée, même instable et parfois en contradiction avec les lois connues de la pesanteur.

Outre cette propriété inhérente au système musculaire, le sens de ce système est parfois exagéré à tel point, que le muscle proportionne le degré de sa contraction à la résistance qu'il doit vaincre, ainsi qu'on peut s'en rendre compte en étendant le bras du sujet et en le surchargeant d'un poids assez considérable, les muscles se contracteront en raison de l'effort nécessité, et le bras restera dans l'extension ; c'est également sur ce principe que repose la possibilité d'étendre le sujet sur deux chaises, une à la tête et l'autre aux pieds, tandis que le reste de son corps reste dans le vide sans aucun autre point d'appui, il peut se maintenir dans cette position aussi longtemps qu'on le désire et supporter, sans broncher, des charges énormes.

Les sens spéciaux, l'ouïe et la vue persistent en partie, en promenant les doigts à une distance de 30 à 50 centimètres dans le prolongement du rayon visuel, on peut capter le regard et le fixer sur un point déterminé. En parlant très fort à l'oreille du sujet, on peut se faire entendre de lui pour lui faire exécuter des ordres ou lui donner une suggestion quelconque.

Une autre variété de phénomènes est constituée par l'automatisme d'imitation (c'est ce que les hypnotiseurs nomment les suggestions spontanées). Le sujet répète automatiquement tous les gestes, tous les actes et toutes les paroles de l'opérateur; lorsque ces différents actes sont fait directement devant le sujet et que l'on a capté son regard pour attirer son attention sur un geste ou une mimique quelconque à exécuter.

La mémoire est également le siège d'un automatisme fort curieux si l'on met entre les mains du sujet un objet usuel, il le regarde, le tourne et le retourne pendant quelques instants, et, lorsqu'il a reconnu cet objet, il accompli la série d'actes qui lui est suggérée par son usage; si on lui donne un chapeau, il le mettra sur sa tête; un verre, il le portera à sa bouche, etc.

Ce qu'il y a de plus curieux encore, à noter dans l'état de catalepsie au point de vue psychologique, c'est l'influence du geste sur la physionomie.

Si l'on communique aux membres du sujet une attitude quelconque à effet bien déterminé, par exemple : une pose extatique en joignant ses mains et en dirigeant son regard vers le ciel, après un instant de contemplation, le sujet tombe à genoux, et son visage reflète un sentiment de béatitude et d'extase.

En communicant à l'un des bras un mouvement rythmique, comme celui d'envoyer des baisers, on voit la physionomie du sujet devenir aimable et souriante et le mou-

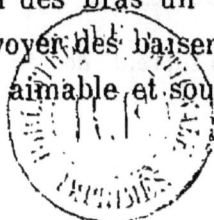

vement se continuer automatiquement jusqu'à ce qu'on l'arrête ou que l'on donne une attitude nouvelle.

Si l'on braque le bras du sujet en avant, dans l'attitude de la défense, sa physionomie exprime le défi, etc., etc.

. La suggestion verbale, la musique vocale et instrumentale, impressionneront également le cerveau du sujet et le feront réagir d'une façon toute particulière, selon l'élévation esthétique de ses sentiments ou le degré de culture artistique qu'il pourra posséder.

SOMNAMBULISME

Le Somnambulisme (du latin *somnus*, sommeil et *ambulare*, marcher) est caractérisé par les phénomènes suivants :

Le sujet mis dans cet état a les yeux complètement fermés ; il est insensible à la douleur, mais il peut se mouvoir à son gré, se lever, marcher, s'asseoir.

Les sens spéciaux, l'ouïe, l'odorat (1) présentent un état d'hyperesthésie (2) constant, le sujet entend le bruit produit par le tic-tac d'une montre à plusieurs mètres de distance, il peut entendre une conversation, faite à voix basse, dans une pièce voisine de celle où l'on opère.

Les impressions olfactives sont également très exagérées, le sujet distinguera parfaitement les odeurs de plusieurs parfums, rien qu'en lui donnant une feuille de papier que l'on aura passée rapidement au-dessus d'un flacon.

(1) Et dans certains cas, la vue, voir la seconde partie de cette étude.
(2) Sensibilité au suprême degré.

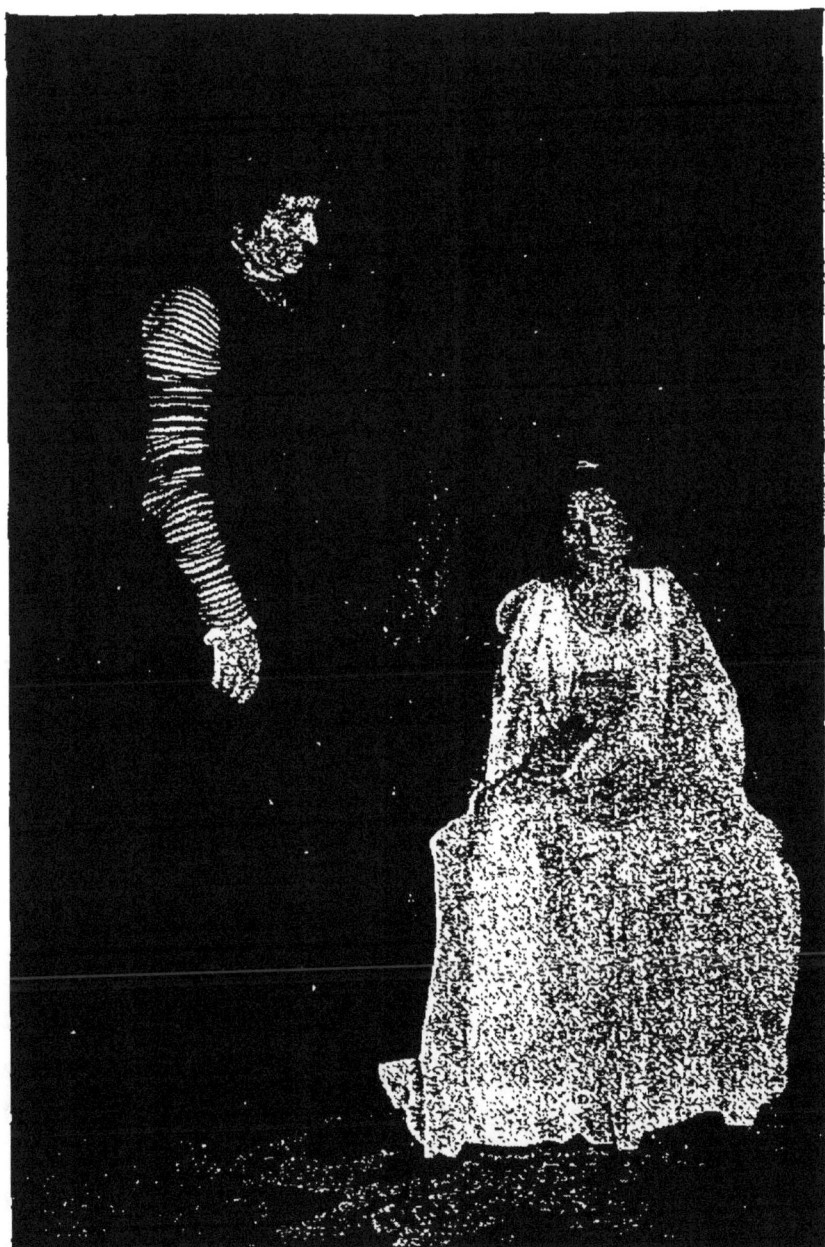

SOMNAMBULISME

Le sujet énumère les objets contenus dans un coffret.

On constate également, au dynamomètre, une augmentation de la force musculaire.

Au point de vue psychologique, le sujet mis en somnambulisme est doué de facultés intellectuelles beaucoup plus vives qu'à l'état de veille.

Il pourra, dans certains cas, résoudre des questions dont il n'entend pas le premier mot lorsqu'il est dans son état normal.

Les phénomènes qui se passent à ce point de vue dans le somnambulisme provoqué, sont à peu près de même nature que ceux observés dans les cas de somnambulisme spontané.

Cette description sommaire des phénomènes psycho-physiologiques observés dans l'état somnambulique est, dans ses grandes lignes, commune aux deux écoles. Les Magnétiseurs qui ont poussé plus loin leurs investigations, obtiennent un somnambulisme différent, avec des phénomènes beaucoup plus précis.

SOMNAMBULISME — *Yeux ouverts.*

Nous accordons quelques lignes à cette forme du somnambulisme décrit par le Dr Bottey, laquelle constitue, à notre sens, une des phases de cet état, mais qui, cependant, est loin de donner la précision des phénomènes observés par les Magnétiseurs dans un état analogue la « lucidité les yeux ouverts »; cela tient, bien entendu, à la différence des procédés employés pour provoquer l'hypnose.

Le « somnambulisme yeux ouverts » des hypnotiseurs

fait généralement suite « au somnambulisme yeux fermés ». Pour le produire, il suffit de relever doucement les paupières supérieures.

Dans cet état, les yeux sont largement ouverts, les paupières animées de quelques battements; les globes oculaires ne présentent pas la fixité de la catalepsie. On observe l'insensibilité à la douleur et l'hyperesthésie des sens spéciaux comme dans l'état de « somnambulisme yeux fermés ».

Le sens de la vue, dit le Dr Bottey, est très facilement impressionné et devient le point de départ d'hallucinations et d'illusions de toutes sortes, au gré de l'expérimentateur.

Il en est à peu près de même dans l'état de lucidité les yeux ouverts des magnétiseurs, en ce qui concerne l'hyperesthésie de la vue, avec cette différence, cependant, que l'opérateur n'entre pour rien, dans la production de ce que le Dr Bottey appelle : des hallucinations (1).

---

(1) Il est possible que le Dr Bottey n'ait constaté que des hallucinations pures et simples dans cet état, cela tient, très probablement, à ce qu'il se bornait à n'employer que les procédés hypnotiques. S'il eût eu l'idée de faire, sans parti pris, une incursion dans le domaine du magnétisme, il aurait, sans nul doute, observé des phénomènes plus intéressants que ceux qu'il cite dans son ouvrage.

LÉTHARGIE

L'état léthargique, ou simplement la léthargie (du grec *lethé*, oubli et *argos*, inactif) est caractérisée par la résolution complète du corps du sujet, les membres sont absolument flasques; lorsqu'on les soulève, ils retombent inertes, obéissant aux lois de la pesanteur, les paupières sont abaissées sur les globes oculaires, les yeux parfaitement clos.

Si l'on soulève avec les doigts la paupière supérieure, on constate que le globe oculaire est révulsé vers le haut.

L'anesthésie cutanée est constante, la peau est insensible aux excitations de toutes sortes, pincements, piqûres, etc. Les muscles, malgré leur extrême résolution ont la singulière propriété de se contracter sous la moindre excitation mécanique, friction, malaxation, percussion.

C'est cette propriété que le Dr Charcot a désignée sous le nom « d'hyperexitabilité neuro-musculaire » (1).

Exemple : On contracture l'avant-bras sur le bras en frictionnant, parfois même très légèrement, le muscle biceps, le membre étant dans cette position, si l'on essaie de l'étendre pour détruire la contracture, on n'y parvient pas; il faut, pour la résoudre, frictionner le muscle antagoniste : triceps.

Les sens spéciaux du sujet mis en léthargie sont également insensibles et complètement fermés au monde extérieur, on peut faire du bruit, parler très fort à l'oreille du sujet,

(1) Excitable à l'excès — neuro = nerfs.

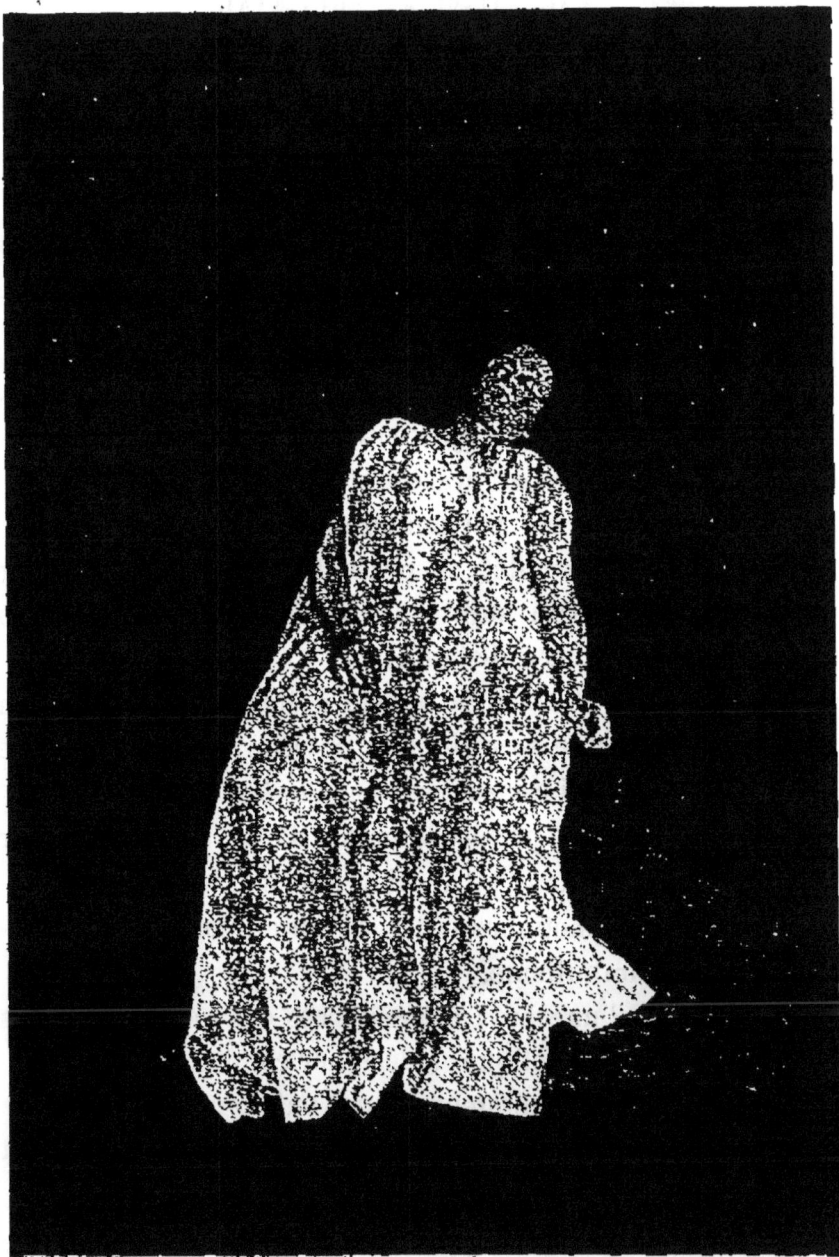

LÉTHARGIE

Image de la mort.

sans que celui-ci manifeste la moindre perception auditive.

Au réveil, comme cela se produit avec tous les autres états, le sujet ne se souviendra de rien. Il y a oubli complet de tout ce qui s'est passé pendant le sommeil.

CHEZ LES MAGNÉTISEURS — L'ÉTAT SUGGESTIF

Aux trois états classés par les défenseurs de l'hypnotisme, les Magnétiseurs en ont ajouté un quatrième, aussi franchement déterminé que les précédents.

Cet état, qui a été particulièrement étudié par MM. de Rochas et H. Durville, se présente toujours le premier lorsqu'on endort un sujet par les procédés magnétiques (passes, impositions à distance).

Le colonel de Rochas l'a appelé « état de crédulité », en raison de l'aptitude spéciale que possède le sujet de croire vrai tout ce qui lui est suggéré par l'opérateur.

H. Durville lui a préféré le nom « d'état suggestif », car c'est, d'après lui, dans ce dernier que s'exécutent les suggestions post-hypnotiques faites au sujet, lorsqu'il se trouvait en somnambulisme.

On voit que l'une ou l'autre de ces deux dénominations peut également s'appliquer à désigner cet état.

Certains autres opérateurs qui l'ont constaté, mais ne l'ont pas fait entrer dans la classification connue, l'appellent « le somnambulisme éveillé », « la veille somnambulique », « l'état de charme », etc. (1).

(1) Peut-être pourait-on retrouver là, le somnambulisme « yeux ouverts » des hypnotiseurs — mais ne compliquons pas davantage la question.

CARACTÈRES DE L'ÉTAT SUGGESTIF
OU DE CRÉDULITÉ

Le sujet mis en état suggestif a toutes les apparences de la veille; on le croirait totalement éveillé, si l'on ne constatait, au point de vue physiologique, la disparition complète de la sensibilité; on sait que ce phénomène suffit, à lui seul, pour affirmer qu'un individu, non malade, n'est plus dans son état de conscience normal et devient susceptible d'agir sous la dépendance d'une force de volonté étrangère à la sienne; c'est ce que l'on constate dans les différentes modifications psychologiques qui accompagnent cet état éminemment « suggestible ».

Tous les sens sont ouverts, mais rien n'est plus facile que d'intervertir tous ces sens. Sur une simple affirmation qu'il a devant lui un flacon d'odeur, le sujet respirera longuement un flacon d'ammoniaque sans la moindre gêne, les autres sens pourront également être impressionnés de la même façon.

Indépendamment de cette suggestibilité spéciale, le sujet a la faculté de transposer son état mental à un tel point que, si on lui affirme qu'il représente tel ou tel personnage, un avocat, un député ou un type professionnel quelconque, non seulement il prendra l'attitude qui convient, mais aussi sa mimique, ses gestes, et ses paroles, s'il peut causer, indiqueront qu'il se met parfaitement dans la peau du personnage qu'il représente, tant au physique qu'au moral.

Le cerveau du sujet est essentiellement passif et réceptif; toute idée qui passe par la tête de l'opérateur et que celui-

3

ci verbalise, sera immédiatement prise par le sujet comme
étant sienne, et comme si la naissance de cette idée avait
lieu dans son propre cerveau. On voit de suite quelles
peuvent être, à bien des points de vue, les conséquences de
la production de cet état chez certains individus.

Ses conséquences peuvent revêtir toutes sortes d'aspects,
depuis la bénignité jusqu'à la gravité et cette question a été
traitée par d'autres avant nous.

Les trois autres états, catalepsie, somnambulisme et léthargie, obtenus par les Magnétiseurs, sont à peu près sem-
blables à ceux provoqués par l'hypnotisme, sauf cependant
que les procédés magnétiques ont l'avantage de donner lieu
à des phénomènes plus subtils et plus probants que ceux observés chez un sujet hypnotisé.

Ainsi, la catalepsie et la léthargie se ressemblent fortement
dans les deux manières de procéder, mais le somnambulisme
lui, par exemple, atteint avec les Magnétiseurs un degré de
phénomènes d'un ordre plus élevé qu'avec les hypnotiseurs.

Les hypnotiseurs ont rarement, pour ne pas dire jamais,
constaté la lucidité vraie, la vision à distance et à travers
les corps opaques, non plus que les différents phénomènes
de sympathie, à l'aide desquels, un sujet mis en somnambulisme, peut ressentir le mal qu'éprouve une personne avec
lequel il est mis en rapport.

Ils n'ont pas observé non plus cet isolement du sujet qui,
précisément, favorise les phénomènes de lucidité et de sympathie, leurs sujets sont en rapport avec tout le monde, tout le
monde peut les toucher, leur parler, expérimenter sur eux,
et cela, dans n'importe quelle phase de l'hypnose ils se
trouvent.

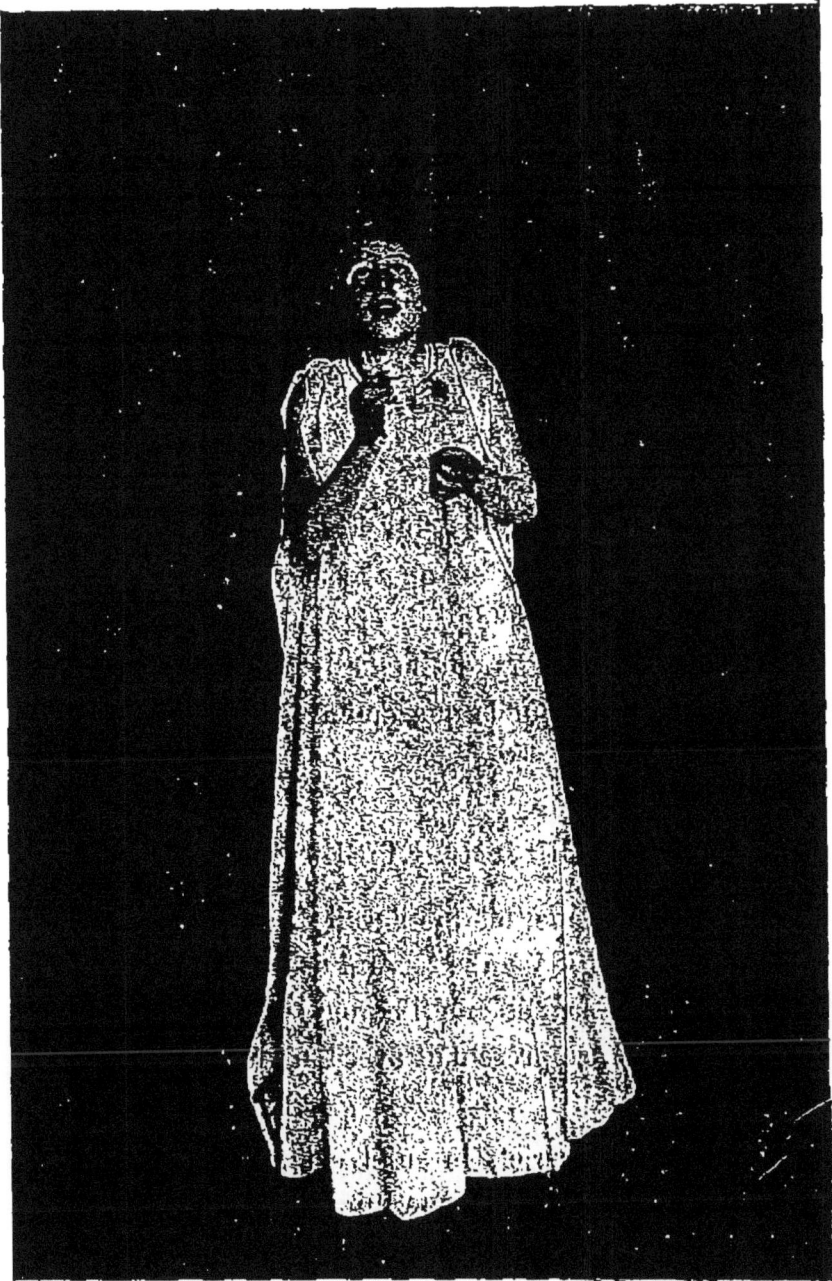

ÉTAT SUGGESTIF

Le sujet regarde un oiseau qu'on lui dit être sur la branche
d'un arbre.

Les hypnotiseurs n'ont jamais constaté chez leurs sujets le phénomène connu, de tous ceux qui se sont occupés de Magnétisme, sous le nom d'extériorisation de la sensibilité, pas plus que les phénomènes de dédoublement conscient et d'autres encore.

Les faits sont certainement suffisants pour affirmer la supériorité des procédés du Magnétisme sur ceux de l'hypnotisme.

Puisque nous prétendons que le somnambulisme des Magnétiseurs est différent de celui des hypnotiseurs ; il s'agit, à présent, de démontrer en quoi consiste cette différence. C'est ce que nous allons tenter d'établir dans la seconde partie de ce travail, qui sera, en même temps, le résumé de nos études personnelles sur la question avec notre sujet : Mademoiselle EDMÉE.

LE SOMNAMBULISME ET SES SUBDIVISIONS

Le somnambulisme, tel que l'avait découvert le marquis de Puységur vers 1784, en se servant, est-il besoin de le dire, des procédés du Magnétisme (l'hypnotisme n'ayant pas encore été inventé), se présentait avec tous les ordres de phénomènes suivants :

1° Isolement du sujet, le sujet est totalement isolé du monde extérieur, il ne voit que lui et son Magnétiseur;

2° Son rapport avec le Magnétiseur et, par lui, avec d'autres personnes;

3° Transmission de sensations et de pensées (ce dernier phénomène, transmission de pensées, plus rare, se rencontre néanmoins);

4° Influence de la volonté du Magnétiseur sur le Magnétisé, c'est-à-dire : la possibilité de suggérer au sujet n'importe quel acte à accomplir, phénomène également observé en hypnotisme sous le nom de suggestion ;

5° Étendue et limite de cette influence (cela veut dire qu'en Magnétisme, quoique le sujet soit sous la dépendance de l'opérateur, celui-ci ne pourra pas lui faire exécuter des ordres, non en rapport avec sa mentalité, ou contraires à sa moralité, ce qui n'a pas lieu en hypnotisme, où, l'exécution d'une suggestion peut aller jusqu'à la criminalité) ;

6° Pressensations et pressentiments du somnambule ;

7° Lucidité, faculté de voir les maladies et les remèdes, de voir à travers les corps opaques ;

8° Facultés de prévoir l'avenir, etc.

Nous avons analysé dans la première partie, à la définition de l'état somnambulique, ce qui était commun aux deux écoles.

Parmi les caractéristiques ci-dessus mentionnées, celles qui ne se trouvent pas dans la première description, appartiennent en propre aux Magnétiseurs.

Les phénomènes qu'avait constatés de Puységur, lors de sa découverte du somnambulisme, ont été étudiés par tous ses continuateurs, et, à notre époque, on les observe encore dans les mêmes conditions. Cependant, il est rare qu'on les rencontre tous en bloc chez un même sujet; c'est tantôt l'une, tantôt l'autre de ces différentes facultés qui se développe davantage, selon le tempérament spécial du sujet.

Néanmoins, denombreux sujets ont été étudiés par maints

expérimentateurs et ont présenté, dans toute leur précision, ces différents caractères.

Jusque vers ces trente dernières années, le somnambulisme ne se présentait, avec ses caractères, que sous un seul aspect ; c'était tout simplement : l'état somnambulique.

Le colonel de Rochas, constata, qu'en poussant doucement les expériences, au delà du somnambulisme pur et simple, et avant d'arriver à la léthargie finale, il se trouvait des états intermédiaires que l'on n'avait pas définis avant lui.

Ces états qui, pour lui, étaient au nombre de quatre, il les appela « des états profonds », tandis qu'il désignait les autres, déjà connus, sous le nom « d'états superficiels ».

Voici quels étaient ces nouveaux états :

1° L'état de rapport ;
2° La sympathie au contact ;
3° La lucidité sans le secours des yeux ;
4° La sympathie à distance.

Dans l'état de rapport, notre opérateur trouvait encore un deuxième temps, qu'il considérait comme faisant partie intégrante de cet état.

H. Durville, retrouvant dans ses expériences ce second temps séparé du premier par d'autres phases, lui donna le nom de « lucidité les yeux ouverts ».

Nous-même, dans nos recherches avec notre sujet Edmée, avons constaté cette phase comme distincte de l'état de rapport, dont elle est séparée, par une léthargie spéciale.

Nous allons maintenant donner, très brièvement, la définition des différentes modifications psycho-physiologiques qui caractérisent ces états. Pour ne pas trop compliquer les choses, nous adoptons pour notre classification le principe suivant : « Un état somnambulique susceptible de se présenter d'emblée comme état unique, ou, de se subdiviser en plusieurs phases, à la volonté de l'opérateur, si, celui-ci emploie l'agent magnétique à très petite dose ».

Donc, pas d'états superficiels ou d'états profonds, mais un état somnambulique et différentes phases dans cet état.

ÉTAT OU PHASE DE RAPPORT

Le sujet, mis dans cet état, ne considère au monde que lui et son Magnétiseur, il n'est en rapport qu'avec lui, n'entend que sa voix et le bruit produit par lui. Si une personne étrangère parle, fait un bruit quelconque, joue du piano par exemple, le sujet n'éprouve aucune sensation ; si le Magnétiseur touche la personne jouant du piano, le sujet perçoit immédiatement les sons de l'instrument. Ce simple contact a suffi pour établir le rapport.

Première constatation des phénomènes observés par de Puységur : *isolement du sujet, son rapport avec le Magnétiseur et, par lui, avec d'autres personnes.*

Au point de vue physiologique, il y a toujours anesthésie cutanée comme dans les autres états du sommeil.

L'œil est fermé, la paupière étant simplement abaissée sur le globe oculaire.

On constate également une très grande acuité sensorielle de l'ouïe (dans chacune des phases du somnambulisme on constate ainsi l'exaltation d'un sens ou d'un autre).

Le sujet entend son Magnétiseur, ou, la personne en rapport, à de très grandes distances ; ceci est dû à l'extériorisation plus ou moins grande de la sensibilité du sujet.

De Rochas a démontré, que la sensibilité qui disparaît chez le sujet avec les premières phases du sommeil, avait tendance à s'extérioriser, et donnait lieu à la formation de couches successives épousant à peu près la forme du corps, le nombre et le rayon des couches grandissant à mesure que l'hypnose s'approfondissait, la sensibilité diminuait à mesure que les couches étaient distantes du sujet. Ainsi, la couche qui se trouvait a 0^m,20 du sujet était plus sensible, ou conduisait mieux la sensation, que celle qui se trouvait à 1^m,50 ou 2 mètres.

Indépendamment de cette extériorisation de la sensibilité normale du corps, les sens spéciaux peuvent être extériorisés à leur tour, et posséder une acuité particulière ; ici donc, en état de rapport, c'est le sens de l'ouïe qui est extériorisé. De Rochas, pour obtenir le second temps dont nous parlions, commandait à son sujet d'ouvrir les yeux, celui-ci se trouvait, de ce fait, dans la phase « lucidité les yeux ouverts ».

L'état de rapport, tant avec le colonel de Rochas qu'avec le professeur Durville et nous-même, est la phase qui se présente la première lorsqu'on essaie de subdiviser le somnambulisme.

Les autres phases ne se suivent pas exactement dans le même ordre avec les différents expérimentateurs, mais ceci n'a qu'une importance secondaire, l'essentiel est qu'elles existent.

SYMPATHIE AU CONTACT

Dans toutes les phases du somnambulisme, le sujet continue à n'être en rapport qu'avec son Magnétiseur (ou avec les personnes mises spécialement en rapport à l'aide du contact) et l'on constate que ce rapport devient, si l'on peut s'exprimer ainsi, de plus en plus intime.

Ainsi, dans la première phase, le sujet entendait seulement la voix de son Magnétiseur et tout le bruit émanant de lui, ici, il perçoit plus directement, il ressent même physiquement, les sensations qu'éprouve ou que l'on fait éprouver au Magnétiseur lorsque celui-ci le touche, car, dès que le contact n'existe plus, la perception des sensations disparaît.

Si l'on pince ou si l'on pique l'opérateur, le sujet éprouve une souffrance analogue au point correspondant, et, si la personne en rapport est affectée d'une maladie organique quelconque, le sujet la ressent aussi et la localise parfaitement, mais il ne fait que ressentir cette maladie, il ne la voit pas, il la pourra voir lorsqu'il se trouvera dans une autre phase « la lucidité sans le secours des yeux ».

Au point de vue physiologique, on observe toujours l'anesthésie cutanée. Les paupières sont simplement abaissées sur les globes oculaires, mais le sujet ne peut les ouvrir de lui-même malgré les plus formelles injonctions. Si on veut les ouvrir de force, on détermine une crise assez intense et le réveil brusque par dédosement spontané.

SYMPATHIE A DISTANCE

Nous ne nous étendrons pas sur cette phase qui est une variété de la précédente ; elle en est différente sur ce point que, les sensations, pour être perçues par le sujet, n'ont plus besoin de l'intermédiaire du contact.

La perception s'opère, cette fois, lorsque la personne en rapport est éloignée du sujet, parfois même à de grandes distances.

LUCIDITÉ SANS LE SECOURS DES YEUX

Nous sommes ici en présence de l'état somnambulique proprement dit. C'est l'état dans lequel se trouvent généralement les somnambules professionnelles, état spécial qui leur permet, non-seulement de sentir, mais aussi de voir les maladies des personnes qui les consultent, d'en indiquer parfois les remèdes et, dans quelques cas plus rares, état qui leur permet de prévoir certains événements à l'avance.

« En lucidité les yeux fermés », le sujet voit ses propres organes et ceux des personnes avec lesquelles il est en rapport, ce qui lui permet de décrire l'état de ses différents organes et leur fonctionnement plus ou moins régulier.

Pour cela, comme le sujet a la faculté de voir ses organes et ceux de la personne consultante, il compare ce qu'il voit dans l'un et l'autre corps et décrit l'état pathologique de l'organe malade par rapport à celui de l'organe sain.

C'est à peu près tout ce que l'on peut dire, à propos de cette clairvoyance spéciale, pour ce qui tient des révélations facilement contrôlables sur place. Les autres faits de prédiction sont dus à une cause toute psychique que la science positive actuelle n'explique pas encore, mieux vaut donc se contenter pour le moment de constater les faits et de les expliquer, selon notre entendement particulier, sans vouloir spécialement faire école pour telle ou telle autre théorie.

LUCIDITÉ LES YEUX OUVERTS

Voici une phase très intéressante pour la constatation positive de l'existence du rayonnement humain. Le sujet qui, ainsi que la désignation de la phase l'indique, a les yeux ouverts, ne voit plus les objets et les choses tels que nous les voyons habituellement, ce qu'il voit ne fait plus partie du plan ordinaire de la visibilité, car, ce ne sont plus que les effluves et le rayonnement des corps qu'il peut voir et décrire, et cela d'autant mieux, que l'obscurité est plus profonde.

Le sujet voit le corps de son Magnétiseur entouré d'une enveloppe fluidique, brillant à droite d'une lumière bleue, à gauche d'une lumière jaune rougeâtre, en vertu de la loi de polarité.

Tous les corps, cristaux, minéraux, végétaux ou animaux seront vus de la même façon, entourés d'une auréole lumineuse, tantôt bleue, tantôt jaune rougeâtre, tantôt tenant des deux couleurs, selon que ces corps seront positifs ou négatifs ou qu'ils seront nettement polarisés, possédant un côté positif et un côté négatif.

C'est une des meilleures preuves que l'on puisse fournir sur l'objectivité réelle des effluves, non-seulement il est facile de varier les expériences à l'infini, sans que le sujet sache ce qu'on attend de lui, ni quelle est la nature des corps qui lui sont présentés, puisque l'on opère, généralement, dans l'obscurité complète, mais, d'autre part, tous les sujets mis dans cet état s'accordent à donner les mêmes renseignements, alors qu'ils ignorent ce qui a été dit ou vu par d'autres avant eux.

MM. de Rochas et Durville ont poussé dans ce domaine l'expérience jusqu'à la quintessence même.

Ce qu'il restait à faire, c'était de contrôler ces expériences avec un sujet entièrement neuf, ignorant absolument tout des phénomènes du magnétisme, c'est ce que nous avons ait avec notre sujet Edmée, et nous sommes heureux d'ajouter que nos conclusions sont absolument les mêmes, que celles des deux expérimentateurs, sans cesse cités au cours de cet exposé.

EXTASE SOMNAMBULIQUE ET CONTRACTURE
GÉNÉRALE

Dans ce travail de subdivisions du somnambulisme, Durville et nous-même avons constaté deux phases terminales dont, à première vue, l'on ne conçoit ni la raison ni l'utilité de leur présence en cet état. Nous voulons parler de l'Extase somnambulique et de la contracture générale. Deux phases dans lesquelles tous les sens sans exception sont fermés au monde extérieur, dans lesquelles aucune manœuvre ne peut amener de modification (à moins bien entendu de changer directement l'état) et dans lesquelles il est à peu près impossible de savoir ce qui se passe au point de vue psychologique à peu près impossible, car, dans certains cas, on peut ramener à l'état de veille (1) le souvenir des visions qui se sont manifestées pendant l'extase somnambu-

(1) Par la pression sur le centre cérébral de la mémoire.

lique, état qu'il ne faut pas confondre avec l'extase provoquée en catalepsie par suggestion verbale ou musicale et, dans d'autres états, sous l'influence de certains narcotiques.

Nous donnons, pour terminer cette étude ardue et certainement fort incomplète, la description et la classification des états du sommeil observés chez Mlle Edmée, tels qu'ils ont été publiés dans le *Journal du Magnétisme* du mois de mars 1909.

EXPÉRIENCE DE M. GIROD AVEC Mlle EDMÉE

D'après les travaux de MM. Durville et de Rochas, les états du sommeil magnétique étaient au nombre de quatre : État suggestif, état cataleptique, état somnambulique, état léthargique. Seul, l'état somnambulique se subdivisait en 7 phases.

En étudiant avec Edmée et en poussant plus loin l'analyse, M. Girod observe d'autres subdivisions qu'il porte au nombre de 16.

Chacune de ces phases est provoquée par une nouvelle imposition de la main droite au front du sujet. Un soubresaut du système nerveux indique franchement le passage d'une phase à l'autre.

Voici, très succinctement, les diverses modifications psycho-physiologiques qui caractérisent ces différentes phases :

1re Phase : **Phase d'inconscience ou de négation.** — Dès cette première phase, on observe l'anesthésie cutanée complète. Le sujet a perdu totalement la notion de ce qui se

4

passe autour de lui. A toutes les questions qui lui sont faites, il répond invariablement : non, non.

II. *Phase suggestive.* — C'est l'état suggestif de H. Durville dans lequel le sujet accepte toutes les suggestions qui lui sont faites, et, où il est possible de le transformer en n'importe quel personnage sur simple affirmation.

III. *Automatisme* (1). — Le sujet répète toutes les paroles prononcées et tous les gestes exécutés par le Magnétiseur.

Dans ces trois phases, les yeux sont ouverts. La respiration, normale dans les deux premières, est un peu oppressée dans la troisième.

IV. *Extériorisation de la sensibilité.* — La sensibilité du sujet est extériorisée jusqu'à environ 2 mètres en avant et 1^m,50 sur les côtés, presque pas en arrière. Si l'on pince dans le vide à ces différentes distances, le sujet perçoit une douleur assez vive, caractérisée par une forte contraction nerveuse.

V. *Catalepsie pure.* — C'est l'état cataleptique connu avec ses principaux caractères (immobilité du sujet, fixité du regard, etc.).

VI. *Rigidité.* — La rigidité complète du corps est obtenue par une nouvelle imposition. Le sujet glisse alors de lui-même du fauteuil sur lequel il est assis, et devient raide comme une barre de fer. Les paupières sont abaissées sur les globes oculaires, les autres sens sont également fermés.

VII. *État de rapport.* — Le sujet n'est en rapport qu'avec

(1) Cet automatisme « d'imitation » a généralement lieu en catalepsie ; chez Edmée il fait l'objet d'une phase spéciale.

(*Note de l'auteur.*)

son magnétiseur et n'entend que la voix de celui-ci. Le bruit fait par d'autres personnes n'est pas perçu par le sujet. L'ouïe est très développée, il y a une certaine extériorisation de ce sens.

VIII. *Somnolence léthargique.* — Elle a toutes les apparences du sommeil ordinaire et ressemble également à la léthargie, mais s'en différencie en ce que l'on ne peut obtenir de contractures. Les sens ne sont pas complètement fermés. Le sujet accepte les suggestions impératives qui lui sont faites pour être exécutées dans l'état suivant.

IX. *Lucidité les yeux ouverts.* — Ici, le sujet a toutes les apparences de la veille. Cependant, il ne distingue pas directement les objets et les choses, mais voit plutôt leur atmosphère fluidique et les différentes colorations des effluves sortant du corps de l'homme, des animaux ou des plantes.

X. *Prélucidité.* — Cette phase précède toujours la clairvoyance somnambulique, aussi bien à l'aller, lorsqu'on endort le sujet, qu'au retour vers le réveil lorsqu'on repasse les états un à un. Elle se déplace donc et semble préparer la vision intérieure.

Elle est caractérisée par une irritabilité spéciale. Le sujet n'entend pas directement les bruits. Il ne saurait distinguer le bruit fait par un claquement de mains de celui que produit le son de la voix. Ce sont seulement les vibrations qui l'incommodent; il manifeste son impatience par une mimique toute particulière, car il ne peut pas parler.

XI. *Lucidité sans le secours des yeux.* — C'est la double vue, la lucidité somnambulique connue avec ses caractéristiques, vision à distance, lecture à travers les corps opaques, prédictions, etc.

XII. *Sympathie au contact.* — Le sujet ressent la douleur qu'éprouve son magnétiseur lorsque celui-ci le touche.

XIII. *Sympathie à distance.* — Cette fois, la douleur est perçue par le sujet lorsque le magnétiseur ou la personne mise en rapport sont éloignés de lui. Cette perception n'existe plus si l'on touche le sujet.

XIV. *Extase somnambulique.* — Dans les phases précédentes, les yeux sont clos; dans celle-ci, ils sont largement ouverts. Mais néanmoins tous les sens sont fermés au monde extérieur, car, le sujet a des visions qui lui sont propres et contre lesquelles on ne peut rien, quoi que l'on fasse devant son champ visuel. Ce qu'il voit ne semble pas appartenir à notre plan visible.

XV. *Contracture générale.* — Les membres sont contracturés dans la position qu'ils occupaient précédemment. Il est impossible de résoudre cette contracture sans changer l'état.

Entre la contracture et le dernier état classé, qui est la léthargie, lorsqu'on fait une imposition pour déterminer celle-ci, le sujet reprend conscience un très court instant pour dire : « Où je suis » et c'est tout; il tombe de lui-même en léthargie.

XVI. *Léthargie.* — Avec ses caractères de mort apparente et les contractures musculaires produites à volonté sous la moindre excitation.

En continuant au delà, on observe chez Mlle Edmée plusieurs autres phases encore peu développées, puis on arrive au dédoublement du fantôme étudié en ce moment par M. H. Durville.

Quelques-unes des phases nouvelles ci-dessus décrites ne sont, très probablement, que des particularités inhérentes à notre sujet, aussi n'insistons-nous pas sur elles avant que d'autres expérimentateurs les aient constatées, ou que nous ayions rencontré nous-mêmes, d'autres sujets présentant ces caractères.

Nos lecteurs trouveront ci-après, dans les comptes rendus de quelques conférences publiées par certains journaux spiritualistes, des détails complémentaires sur les différentes étapes du sommeil provoqué. Nous les prions de vouloir bien nous excuser pour les redites obligatoires qu'ils rencontreront en ces pages. Nous nous sommes faits scrupule de ne pas remanier les manuscrits qui résument nos tous premiers travaux sur la question. Nous tenons avant tout, à nous laisser guider en toutes nos recherches, par la plus noble sincérité.

Mlle EDMÉE EN ÉTAT SUGGESTIF

A la Conférence qu'il fit le 12 décembre dernier, M. Fernand Girod, qui, ainsi que nous l'avions annoncé, devait étudier plus en détail chacun des états découverts chez son sujet, Mlle Edmée, a traité de l'état suggestif et a démontré expérimentalement les trois phases qui composent cet état, en signalant les points qui différencient son sujet de ceux déjà étudiés par ses prédécesseurs, MM. de Rochas et Durville.

Les phases de l'état suggestif de M. Girod sont très distinctes l'une de l'autre, il est impossible de les confondre. Elles sont séparées (ainsi du reste, que toutes les autres phases du sommeil) par un soubresaut de tout le système nerveux, indiquant franchement le changement d'état — il y a une modification très nette dans le mouvement respiratoire — de plus, l'expression de la physionomie est très différente dans chacune des trois phases.

Au point de vue psychologique, il n'y a pas à s'y méprendre.

Voici du reste le résumé de la partie expérimentale de la conférence à laquelle nous faisons allusion :

1re Phase : **Phase d'inconscience ou de négation.** — Cette première phase est obtenue après quelques secondes d'imposition de la main droite présentée au milieu du front. Elle est caractérisée par l'insensibilité cutanée, déjà complète à ce moment (ce signe suffit à lui seul dans la plupart des cas, pour affirmer qu'un individu n'est plus à l'état de veille et qu'il a perdu tout contrôle de ses sens).

Le sujet entend tout ce qui se passe autour de lui, tous les bruits lui sont désagréables, il semble même y avoir là une hyperacuité sensorielle de l'ouïe.

A toutes les demandes qui lui sont faites, à toute parole qui lui est adressée, le sujet répond invariablement :*Non*, il a été impossible, quelque piège qu'on lui tende, d'arriver à un autre résultat que cette négation absolue.

Si l'on insiste par trop longuement à faire du bruit autour de lui ou à questionner le sujet, il s'irrite, trépigne et répond *non* avec une certaine impétuosité.

Cette phase ne semble pas avoir grand intérêt au point

de vue scientifique, il était néanmoins curieux de la signaler.

2° *Phase :* **Suggestive.** — Celle-ci, par contre, est fort intéressante. Le sujet devient un véritable jouet entre les mains de l'opérateur. Tout ce qu'on lui dit est parole sacrée, tout ce qu'on désire lui faire faire est exécuté avec la plus minutieuse ponctualité.

C'est ainsi que si l'on dit au sujet qu'il est dans un jardin où il y a des fleurs et qu'il doit faire un bouquets, il cueillera des fleurs là où il n'y a rien, et composera un bouquet imaginaire; on lui fera voir avec la même facilité un papillon, un oiseau, n'importe quel objet, n'importe quel animal ou panorama, etc. On pourra, analogiquement, créer des illusions et des sensations imaginaires pour tous les autres sens, et cela avec une rapidité très remarquable, qui laisse loin derrière les expériences du même genre que certains hypnotiseurs ne réussissent qu'à grand renfort de suggestions verbales. Ici, la simple affirmation, même très douce, suffit pour changer la personnalité du sujet.

Ce qu'il y a de curieux encore dans cette phase, ce sont les différentes mentalités prises par le sujet dans ses diverses pseudo-incarnations que l'on peut du reste multiplier à l'infini.

Si, par exemple, on dit au sujet que devant lui se trouve un petit moineau, il regardera et le voudra prendre; si on le lui donne, il le caressera, le fera becqueter, etc.; si on lui dit que c'est un chat et qu'il griffe, il le lâchera et le chassera du pied; si on lui fait voir un lion, il aura peur et se sauvera, et ainsi de suite.

Une anomalie que présente Mlle Edmée dans cet état, c'est qu'en principe, elle ne parle pas. — Nous disons en principe, car son répertoire se compose néanmoins de mots très laconiques.

Si on lui demande son nom — comme elle a perdu la mémoire de toutes choses (ce qui est une caractéristique de l'état déjà signalé par MM. Durville et De Rochas) — elle répond par ces simples mots : « Je ne sais pas. »

D. : Vous vous appelez Edmée. — *R.* : « Oui. »

D. : Comment vous appelez-vous? — *R.* : « Edmée. »

D. : Non, c'est Raymonde, votre nom. — *R* : « Oui. »

D. : Comment vous appelez-vous ? — *R.* « Raymonde. »

Il en sera de même pour tout ce que l'on voudra lui faire dire.

Prenant un autre exemple : si nous lui disons qu'elle est orateur ou député, qu'elle a un discours à faire, elle répond *oui* et, incarnant la mentalité parfaite de l'individu qu'elle représente, elle se mettra à gesticuler, à faire une mimique parfaitement en rapport avec le type d'orateur choisi par l'expérimentateur, mais elle ne parlera pas ou plutôt, aucun son articulé, compréhensible, ne sortira de sa bouche; elle remuera bien les lèvres, changera de physionomie et d'expression à tous instants, comme sous le feu du discours, mais ne fera entendre qu'un perpétuel *fra ça, fra ça, fra ça,* qu'elle modulera selon l'éloquence de son discours.

Laissée à elle-même, elle semblera vous interroger pour vous demander ce qu'elle fait là ; et alors, son langage revêt encore une autre forme, qui est celle-ci : *nara, nara, nara srvum,* ce qui équivaut à toutes sortes de questions qu'il n'est pas toujours facile de saisir.

M. Girod pense qu'il y a là toute une éducation à faire

et que peut-être ce langage se modifiera encore de lui-même (néanmoins depuis plus de deux mois il est invariable).

Poursuivant ses recherches sur les modifications psychologiques qui se produisent dans cet état, M. Girod a essayé de répéter les expériences de de Rochas, sur le graphisme.

Il n'est pas arrivé aux mêmes résultats que cet auteur, mais néanmoins ses observations sont fort curieuses :

Mettant un crayon et du papier entre les mains de Mlle Edmée, s'il lui dit d'écrire, elle répond *oui* et se met à griffonner, à faire des signatures et rien de plus ; à l'ordre d'écrire son nom, elle répond : « Je ne sais pas. » — *D.* : Écrivez le mien. — *R.* : « Je ne sais pas. »

Si, maintenant, lui écrivant un nom ou une phrase on lui dit de le reproduire, elle exécutera cette reproduction trait pour trait, avec une fidélité et une précision mathématique.

Un mot ou une phrase qu'elle aura écrit une fois, sera fidèlement reproduit par elle chaque fois qu'on le lui demandera, même à très long temps de distance. (Le souvenir de ce qui a été fait dans l'état, se perpétue au delà et à travers toutes les autres expériences que l'on peut faire.)

La reproduction, bien entendu, a toujours lieu dans les mêmes formes, c'est-à-dire que si on lui a fait écrire un mot en caractère graphiques, elle le reproduira avec les mêmes caractères ; si ce sont des caractères d'imprimerie, elle imitera l'imprimerie, etc.

Le même phénomène se produit pour la lecture, ainsi, pour cette expérience : Lisez cela, lui dit-on. — « Je ne sais pas. » — Ceci veut dire : « Les états du sommeil » lisez ! et le sujet, regardant un manuscrit où le mot « états » est écrit plusieurs fois, le parcourt des yeux en faisant *fra ça, fra*

ça, *fra ça* et, chaque fois qu'il rencontre le mot connu, il dit :
« *États* » puis reprend son *fra ça, fra ça, fra ça*, s'arrête
de nouveau pour dire « *États* » ou bien « *les* », « *du* », en
somme tous les mots qu'il a déjà vus.

Il y a donc bien là en effet, ainsi que le dit notre expérimentateur, une éducation à faire.

Il y aurait certainement encore beaucoup à dire sur cette
phase, étudiée déjà sous toutes ses formes, par le conscien-
cieux chercheur qu'est M. Girod. Mais, craignant de fatiguer
le lecteur, nous passons à la troisième phase, dont la description sera beaucoup plus brève.

3ᵉPhase : **Automatisme**. — Dans celle-ci, le sujet imite
tous les gestes qu'il voit faire devant lui, dès l'instant qu'on
agit dans le rayonnement de son champ visuel, qui est assez
restreint : le sujet se lèvera, s'asseoira, mangera ou se promè-
nera au gré de l'opérateur. Toutes les phrases que celui-ci
prononcera seront fidèlement répétées.

On a affaire, ici, à un parfait automate ; si l'on essaie le
graphisme, le sujet copiera ce qu'il a vu faire devant lui,
mais il n'y aura pas cet instinct du détails qui préside à la
copie des manuscrits dans la phase seconde.

En résumé, dans ces trois phases qui constituent le premier état que M. Girod a appelé *suggestif*, pour ne pas lui
donner un autre nom (étant donné que ce terme à été adopté
par les deux expérimentateurs déjà cités, de Rochas et
Durville), le sujet est en rapport avec tout le monde, c'est-
à-dire que n'importe qui peut lui parler, le commander,
lui faire répéter un geste, etc.

Nous donnerons dans le prochain numéro l'étude détaillée
de l'état cataleptique, par le même auteur, et nous félici-

tons chaleureusement M. Fernand Girod, l'encourageant
à poursuivre ses si remarquables et intéressantes expériences, qui enrichissent prodigieusement les sciences
magnétique et hypnotique modernes.

(*Les Petites Annales.*)

Janvier 1909.

Étude de l'état cataleptique chez Mlle Edmée

Conférence faite par M. Fernand GIROD, à la Société Magnétique
de France, le 19 décembre 1908.

La catalepsie, qu'elle soit produite par les procédés hypnotiques ou par les procédés magnétiques, se présente d'une
façon constante avec les caractéristiques suivantes : l'immobilité du sujet qui semble figé dans l'attitude qu'il occupe ;
la fixité du regard, l'œil constamment ouvert sans aucun
clignement de paupière : le regard est fixé sur un point
que l'opérateur peut changer à sa guise en le captant à l'aide
d'un doigt promené à une distance d'environ 0 m. 50 (cette
distance représentant à peu près la limite du champ visuel
chez les sujets en catalepsie).

Un autre caractère de l'état cataleptique est la grande
souplesse des membres. Ceux-ci ont la propriété de conserver très longtemps l'attitude qu'on leur donne. Le sujet
peut même se maintenir ainsi dans une position instable
sans aucune fatigue musculaire apparente.

L'automatisme du geste (1). — Un geste rythmique, comme celui d'envoyer des baisers, donné par l'opérateur, se continue automatiquement jusqu'à ce que l'on arrête ce mouvement, ou qu'on le remplace par un autre.

De plus, les muscles, qui ont la faculté de se contracter pour conserver l'attitude donnée, proportionnent leur degré de contraction à la résistance qu'ils ont à vaincre. C'est ainsi que, si l'on étend le bras du sujet dans la position horizontale, ce bras restera étendu et les muscles qui président à cette fonction seront légèrement contractés. Mais si l'on ajoute un poids quelconque sur la main du sujet étendue dans la même position, le bras ne bronchera pas et les muscles se contracteront davantage. Si l'on augmente encore ce poids, la contraction augmente aussi proportionnellement. C'est sur ce principe que repose la possibilité d'étendre le sujet sur deux chaises, l'une à la tête l'autre aux pieds, et qu'il peut ainsi rester droit comme une planche sans éprouver aucune gêne.

Tous ces différents caractères représentent la catalepsie pure et simple, telle qu'on la rencontre chez la plupart des sujets.

Les organes des sens sont fermés au monde extérieur; mais l'ouïe et la vue persistent en partie. En parlant très fort à l'oreille du sujet, on peut se faire entendre de lui, et si l'on présente la main à une cinquantaine de centimètres, on peut capter son regard, nous l'avons vu plus haut.

Pour le sens du toucher, il y a anesthésie cutanée com-

(1) Ne pas confondre avec l'automatisme « d'imitation » qui est également une des caractéristiques de la catalepsie chez la plupart des sujets.

plète, comme bien l'on pense. Enfin les sujets ne parlent généralement pas dans cet état.

Chez Mlle Edmée, la catalepsie est un peu différente. Elle se divise d'abord en deux phases principales dont la première se subdivise encore en deux temps.

Dans la première phase, au premier temps, le sujet présente tous les caractères de la catalepsie habituelle (1). Au deuxième temps (lequel s'obtient de lui-même sans le secours de l'opérateur et est marqué par un soubresaut nerveux du corps), le sujet devient pour ainsi dire conscient et maître de ses mouvements. Il acquiert alors une faculté nouvelle, c'est celle de pouvoir réagir d'une façon toute particulière à la musique et aux suggestions verbales.

C'est ainsi que, si l'on fait comprendre au sujet qu'il est orgueilleux, qu'il doit personnifier l'orgueil, on le voit immédiatement prendre une attitude, un geste et une expression de physionomie en rapport avec l'idée exprimée dans le mot d'orgueil ; il en sera de même pour toutes les poses artistiques qu'on voudra lui faire prendre.

La musique, la diction et le chant donnent également de très bons résultats, rappelant d'une manière très expressive pour un sujet aussi jeune ne possédant aucune culture artistique ni musicale, les belles expériences du colonel de Rochas avec son sujet Lina et celles du professeur Magnin avec Magdeleine.

La seconde phase de l'état cataleptique, chez Mlle Edmée, est la rigidité totale du corps, laquelle s'obtient lorsqu'on fait une nouvelle imposition de la main sur le front du sujet pour pousser les états au delà. Ici, les yeux se ferment,

(1) Sauf l'automatisme « d'imitation ».

5

le sujet éprouve une forte secousse, ses membres se raidissent, et il glisse étendu du fauteuil sur lequel il est assis.

M. Girod a présenté à la Société Magnétique de France ces diverses expériences avec un brio qui lui est bien personnel.

Une quarantaine de poses artistiques ont été prises par son sujet à l'aide de simples suggestions verbales, puis quelques morceaux de musique donnèrent également un excellent effet.

Le 24 décembre M. Girod a présenté à nouveau cet état à la Société des conférences spiritualistes, salle des Sociétés savantes, où son sujet a obtenu le plus brillant succès.

Février 1909.   (*Les Petites Annales.*)

Le Somnambulisme et ses Subdivisions

**Extrait de la Conférence donnée par M. Fernand GIROD,
à la Société Magnétique de France, le 4 février 1909.**

Vers la fin du XVIII° siècle, lorsque le marquis de Puységur constata pour la première fois le somnambulisme provoqué par les procédés magnétiques, il l'étudia d'une façon toute particulière et parvint à découvrir, à lui seul, tous les principaux phénomènes qui caractérisent cet état. Nous citerons, pour mémoire, ceux qui nous viennent à l'esprit : l'isolement du sujet, son rapport avec le Magnétiseur, la transmission des sensations et des pensées, les pressentiments et pressensations des somnambules, la lucidité ou faculté de voir les maladies et les remèdes, de voir à travers les corps opaques, la faculté de prévoir l'avenir dans certaines proportions, etc., etc.

Les multiples expérimentateurs qui se succédèrent pendant plus des trois quarts du xixᵉ siècle n'eurent donc rien de particulier à signaler relativement à cet état. Le somnambulisme se présentait toujours de la même façon, soit avec tous ses phénomènes, soit avec quelques-uns seulement selon le degré d'affinité du sujet. Toujours, l'état somnambulique se présentait comme un état unique sans subdivisions bien nettes.

C'est au colonel de Rochas et au professeur Durville, les deux expérimentateurs que nous citons sans cesse, parce que ce sont eux qui ont poussé le plus loin leurs investigations dans le domaine si peu exploré du sommeil provoqué, c'est à ces deux auteurs, disons-nous, que nous devons la connaissance des différentes phases dont se compose l'état somnambulique.

De Rochas est parvenu à diviser le somnambulisme en quatre phases, c'est ce qu'il a appelé les « états profonds de l'hypnose ».

Chacune de ces divisions correspond, précisément, aux principaux phénomènes observés par de Puységur : voilà ce que l'on peut appeler un phénomène disséqué, car, au lieu de considérer et d'étudier un état unique, cet état est présenté par de Rochas scindé en plusieurs temps franchement déterminés.

Les états profonds de l'éminent administrateur de l'École

Polytechnique sont les suivants. (Nous ne faisons que les citer, nous réservant d'y revenir dans la partie expérimentale) :

1° État de rapport; 2° Sympathie au contact; 3° Lucidité; 4° Sympathie à distance.

H. Durville, qui expérimentait également de son côté à peu près à la même époque, arriva à ce même résultat de dissection de l'état somnambulique en petites tranches nettement séparées les unes des autres. Au lieu d'appeler ces subdivisions « les états profonds », comme le colonel de Rochas, Durville les considéra de suite comme faisant partie d'un état unique et c'est à lui, très exactement, que nous sommes redevables de la classification du somnambulisme en plusieurs phases.

C'est également cette dénomination de « phases du somnambulisme » que nous avons adopté dans notre expérimentation personnelle.

Aux quatre divisions de de Rochas, le professeur Durville en a ajouté trois : la lucidité les yeux ouverts, l'extase somnambulique et la contracture générale.

Cependant, nous devons à la vérité de dire que le premier de ces deux expérimentateurs avait parfaitement connaissance de la lucidité les yeux ouverts, mais il la considérait comme faisant partie de l'état de rapport.

Dans ce dernier, il disait au sujet : « Ouvrez les yeux ». Et celui-ci pouvait alors voir les effluves qui se dégageaient du corps de son Magnétiseur

Ajoutons en passant qu'au cours du développement magnétique de Mlle Edmée, nous sommes arrivés aux mêmes conclusions générales que nos devanciers. Nous avons été assez heureux pour retrouver toutes les phases décrites par eux et, qui plus est, nous avons pu en ajouter deux nouvelles dont une nous semble particulièrement intéressante. Toutefois, nous croyons bon de spécifier qu'il se peut que tous les sujets ne soient pas susceptibles de présenter ces différents caractères ; c'est pourquoi nous insistons toujours sur ce fait : que les phénomènes par nous démontrés sont ceux obtenus chez tel ou tel sujet, et non chez tous.

Nous n'avons donc nullement la prétention d'établir là une loi absolue. Voici simplement, au point de vue expérimental, ce que nous trouvons dans les subdivisions du somnambulisme chez notre sujet personnel, Mlle Edmée :

1re Phase : **Etat de rapport.** — Cette phase, qui se présente en premier lieu chez notre sujet, est également la première pour de Rochas et Durville. Le sujet est complètement isolé du monde extérieur, il n'est en rapport qu'avec son Magnétiseur, n'entend que la voix de ce dernier et le bruit produit par lui. Si une autre personne parle au sujet ou fait un bruit quelconque, le sujet n'entend pas. Que l'expérimentateur touche la personne étrangère qui... jouerait du piano, par exemple, sans être entendue du sujet, aussitôt ce dernier percevra les sons de l'instrument et la voix de la personne ainsi touchée : il a suffi de ce simple contact de l'expérimentateur pour établir le rapport.

Un autre caractère observé dans cette phase est celui-ci : le sens de l'ouïe est très développé, le sujet entend les personnes mises en rapport avec lui, à des distances très éloignées, là où il n'entendrait rien s'il était éveillé.

2° Phase : **Somnolence léthargique.** — On pourrait croire ici avoir affaire à une léthargie pure et simple : il n'en est rien, car le principal caractère de la léthargie vraie (provoquée, s'entend) est la contracture produite à volonté sous la moindre excitation, or ce phénomène fait totalement défaut dans notre phase. On peut faire des impositions sur les muscles ou procéder à des frictions pour les exciter, ils restent inertes et les membres obéissent aux lois de la pesanteur.

Le sujet a l'air tout à fait calme, il semble reposer dans le sommeil naturel. La respiration est normale, le pouls à peine diminué.

Cette somnolence s'est toujours placée ainsi, après l'état de rapport, dès le début du développement. Il en a été, du reste, de même pour toutes les autres phases, qui se classèrent au début telles qu'elles sont demeurées jusqu'ici.

Dans la phase qui nous occupe, les organes des sens semblent totalement fermés. Le sujet ne bronche pas, quelque tapage que l'on fasse autour de lui. Cependant, si on lui fait une suggestion assez forte pour qu'il s'en souvienne dans la phase suivante, il l'exécutera en partie si elle ne nécessite pas de grands déplacements.

3ᵉ Phase : **Lucidité les yeux ouverts.** — Après une imposition nouvelle au front du sujet, on le voit sortir tout à coup de sa torpeur et ouvrir les yeux. Tout à l'heure, il semblait dormir, maintenant, il paraît franchement éveillé. Cela cependant n'est pas, car si on l'abandonne à lui-même, le sujet ne se tient pas longtemps debout, trébuche et, s'il fait un mouvement un peu brusque, il éprouve une forte commotion cérébrale dont il se ressentira encore longtemps après. Nous sommes donc en présence d'une tension magnétique considérable.

Qu'y a-t-il de particulier à observer dans cette phase? Le sujet ne voit pas les objets et les personnes tels qu'ils se présentent en réalité à nous. Ce que le sujet voit ne fait plus partie de notre plan visible, puisque ce ne sont plus les corps mêmes qu'il aperçoit, mais les effluves de ces corps, ou, mieux, leur atmosphère fluidique.

Présentons-lui un aimant du côté +, le sujet dira qu'il voit des effluves bleus, et si nous présentons le pôle —, les effluves seront jaunes pour notre sujet. Si on lui présente la main droite, il la verra également bleue, et jaune la gauche ; cela autant de fois qu'on le voudra et tout à fait à l'insu du sujet, puisque ces expériences se font généralement dans la plus profonde obscurité, ce qui a le double avantage d'offrir au sujet le maximum de visibilité des effluves et à l'opérateur la certitude que le sujet ne peut voir normalement avec ses yeux en tant qu'organes physiques le geste fait devant lui et la main présentée.

Les expériences précédentes, basées sur les lois de la polarité des corps, peuvent être multipliées à l'infini, en se servant tour à tour des corps animaux, végétaux, minéraux, etc. Les corps positifs se présentent sous les yeux du sensitif sous l'aspect d'une fluorescence bleue et les corps négatifs avec des effluves jaunes. Chacun de ces corps possède à son tour un côté positif et un négatif ayant chacun leur couleur respective.

Toutes ces expériences ont du reste été conduites au succès par MM. de Rochas et Durville. Il ne s'agissait pour nous que de les vérifier pour en obtenir confirmation. Nous les avons en effet reproduites en grande partie.

Les phases que je viens de vous décrire étaient donc connues des expérimentateurs qui nous ont précédés. En voici une toute nouvelle qui ne laisse pas de nous inspirer toutes sortes de réflexions : nous avons dénommé cette phase qui précède toujours la lucidité vraie sans le secours des yeux, *phase de Prélucidité*. Le mot est sans doute impropre, et cette désignation a peut-être le tort de nous mettre plusieurs fois en présence du mot « lucidité » que vous reverrez encore, mais en somme cela importe peu puisque l'explication qui va suivre est là pour mettre tout au point.

Cette phase de pré-lucidité — phase 4ᵉ chez Edmée — se comporte d'une façon toute particulière vis-à-vis des autres, en ce sens qu'elle est susceptible de se déplacer pour toujours précéder la véritable lucidité. Je m'explique : vous savez comment nous endormons notre sujet, nous lui présentons simplement la main droite au front, procédé appelé *imposition*, et, au bout de quelques instants, la première phase du sommeil est obtenue. Pour passer à une autre phase, il nous faut faire une nouvelle imposition, et, procédant ainsi jusqu'à la dernière phase qui est la léthargie, nous pouvons descendre toute la gamme des états, lesquels se présentent toujours dans le même ordre (états suggestif, cataleptique, somnambulique et léthargique). Cette façon de procéder s'appelle, pour les partisans du magnétisme, et de la polarité : produire les états à l'aller. Mais si notre sujet se trouvant dans une phase avancée du sommeil, il nous prend la fantaisie de substituer la main gauche à la droite, l'effet produit n'est plus le même : le sujet, au lieu de continuer à franchir les états profonds de l'hypnose, se dédose petit à petit par rayonnement et repasse un à un, mais en sens inverse, les états qu'il vient de produire; de sorte que si, par exemple, il se trouve en somnambulisme, il passera en catalepsie, puis dans l'état suggestif, pour ensuite se réveiller. C'est ce que nous appellerons : *produire les états au retour.*

Les états au retour se produisent, quoique inversés, toujours dans le même ordre, en decrescendo.

La phase qui nous occupe ne se comporte pas de la même façon : en passant les états au retour, elle devrait normalement se trouver après la lucidité, mais comme elle est adéquate à cette dernière et qu'elle semble vouloir toujours la précéder, elle se produit tout de même avant la vraie lucidité et c'est ce qui constitue la principale curiosité que j'avais à vous signaler.

Entre autres caractères, voici ceux que nous présente encore à étudier la phase qui nous occupe :

Le sujet a les yeux fermés, il est insensible à toute action exercée directement sur sa peau (piqûres ou pincements) et dans l'incapacité de répondre aux questions qui lui sont posées ; cependant le sens de l'ouïe persiste, il entend le bruit fait autour de lui et à des distances considérables, mais la perception des sons se fait d'une façon toute particulière : au lieu d'entendre un bruit ou une voix, le sujet perçoit des vibrations plus ou moins intenses, plus ou moins désagréables, mais il ne différencie pas le bruit produit par le son de la voix de celui produit par une sonnette, par exemple ; l'un et l'autre lui sont désagréables à un plus ou moins haut degré, selon le mode des vibrations émises par ce son.

On se rend compte de cette impression désagréable à une mimique spéciale qu'exécute le sujet lorsqu'on fait un bruit quelconque.

Malgré cette presque impossibilité pour le sujet de distinguer la parole d'un autre bruit, nous avons pu prononcer des phrases en suggérant au sujet de nous les répéter dans la phase suivante, ce qui a été exécuté. Cela tendrait à établir que, malgré tout, les vibrations peuvent non seulement laisser leur empreinte dans le cerveau du sujet, mais encore que la distinction peut être faite si l'on incite le cerveau à se souvenir. Il se produit alors exactement ce qui a lieu pour le disque du phonographe sur lequel toutes les vibrations s'enregistrent sans distinction apparente, cette distinction ne pouvant être faite que si l'on interpose un diaphragme, ce dernier représentant ici, si vous le voulez bien « la suggestion », tandis que le disque serait représenté par le cerveau du sujet.

En multipliant les expériences, on s'aperçoit que ce n'est pas par le sens de l'ouïe directement que les vibrations sont transmises au cerveau, mais par l'atmosphère fluidique qui entoure le corps du sujet (ce que les théosophes appellent l'*aura*), et il semble que c'est grâce à une hyperesthésie particulière de cette *aura*, si j'ose m'exprimer ainsi, que le sujet pourra, dans un instant, lorsqu'il sera dans la phase suivante, voir et sentir d'une façon toute spéciale, ce qui aura trait à la personne qui sera mise en rapport avec lui. C'est, semble-t-il, grâce à cette sensibilité exagérée qu'il pourra deviner une pensée, ressentir une maladie ou pressentir même un événement quelconque. C'est grâce à cette exaltation de sa sensibilité que la somnambule peut posséder toutes ses facultés de voyance, de clairaudience et de prévision.

Lucidité sans le secours des yeux. — Nous arrivons maintenant à la véritable lucidité, à la lucidité des somnambules de profession dans laquelle ces dernières peuvent lire dans le passé ainsi que dans le présent et aussi, très souvent, dans l'avenir.

Nous avons vu dans la phase précédente par quel processus les tableaux relatifs à ces visions étaient susceptibles de se manifester.

Nous n'avons pas grand'chose à ajouter sinon que, en nous cantonnant uniquement sur un terrain scientifique et purement expérimental, on ne trouve pas l'explication rationnelle à la production des différentes visions; ici, comme dans bien d'autres branches de la science, nous devons nous contenter de constater ou de relater les faits, mais pour les expliquer, la difficulté est beaucoup plus grande. Bien des théories ont été proposées; pour nous, nous pensons que c'est celle des occultistes, sur la formation et la persistance des images astrales, qui se rapproche le plus de la Vérité.

Aussi, pour ceux d'entre vous qui désireraient des explications complémentaires, nous recommandons la lecture des ouvrages des maîtres de l'occultisme, ouvrages dans lesquels ils trouveront bien des lumières et sur lesquels il nous est difficile de nous étendre dans une simple causerie comme celle-ci.

Sympathie au contact. — Tous ceux d'entre vous qui ont eu l'occasion de consulter des somnambules savent que celles-ci peuvent très bien, non seulement voir les maladies, mais encore les ressentir d'une façon très vive et indiquer avec précision les symptômes, les causes de ces maladies et parfois même les remèdes à appliquer.

Ces faits nous sont démontrés expérimentalement par la phase que voici : la « sympathie au contact ». Le sujet dans cette phase ressent exactement les mêmes douleurs physiques qu'éprouve la personne mise en rapport à l'aide du contact. Mais ici, il est nécessaire de toucher constamment le sujet pour que la sensation soit communiquée. On peut expérimenter de cette façon : le magnétiseur touchant le sujet, si une personne pince ou pique ou tire aux cheveux le magnétiseur, le sujet dit immédiatement : on me pince, on me pique, ou, on me tire les cheveux. On explique ce phénomène de la manière suivante : Ainsi que le colonel de Rochas l'a démontré (et nous avons pu reproduire ces mêmes expériences), la sensibilité du sujet disparaît de la surface de la peau dès les premières phases de l'hypnose, et a tendance à s'extérioriser pour former des couches successives à intervalles réguliers, épousant à peu près la forme du corps. Plus l'hypnose s'approfondit, plus la sensibilité s'extériorise, de sorte que, lorsque l'on arrive au somnambulisme, cette extériorisation atteint un degré très élevé en même temps qu'une hyper-sensibilité particulière.

La couche extériorisée englobant le Magnétiseur ou le consultant permet au sujet de voir dans les phases de lucidité ce qui a trait à la personne, ce qui se trouve dans son atmosphère astrale, (dans l'*aura* du consultant, dirait un occultiste). Cette même couche, un peu plus extériorisée encore, permet au sujet, dans les phases de sympathie, de ressentir les maladies, la sensibilité du sujet interpénétrant, en quelque sorte, le corps du magnétiseur ou de la personne en rapport.

Sympathie à distance. — La phase qui suit prouve encore

que l'extériorisation des couches sensibles augmente lorsque le sommeil devient plus profond, puisque dans cette phase que nous avons dénommée, avec de Rochas, « sympathie à distance », les sensations peuvent être perçues de la même façon que précédemment, mais cette fois à distance et parfois même de très loin. Il se passe là un phénomène très curieux qui prouve bien que cette phase est différente de l'autre. Ce phénomène, le voici : si l'on approche très près du sujet ou si on le touche, ce dont il ne peut se rendre compte puisqu'il y a anesthésie cutanée complète, il ne perçoit plus les sensations, il faut absolument être à distance pour qu'une sensation quelconque soit communiquée et, inversement pour la phase de sympathie au contact, si on s'éloigne du sujet, il ne ressent plus rien.

Il est alors fort curieux de constater ici que ces différents segments du somnambulisme franchement séparés les uns des autres et sur chacun desquels on peut rester autant de temps qu'on le désire, correspondent exactement aux phénomènes observés par de Puységur et ses successeurs dans un état unique qu'ils appelaient tout simplement « somnambulisme ».

Nous n'avons cependant pas encore terminé avec les subdivisions de cet état. Dans ce travail de subdivision, M. Durville et nous-même avons découvert deux phases terminales dont, à première vue, l'on ne conçoit pas l'utilité ni l'on ne s'explique la raison de leur présence.

Nous voulons parler de l'extase somnambulique et de la contracture générale qui précède l'état léthargique. Dans la première de ces phases, les yeux du sujet sont ouverts et cependant il ne voit rien sur notre plan. On peut faire n'im-

6

porte quel geste devant le sujet, il n'y fait nullement attention : si l'on approche une lumière de ses yeux, la pupille
ne réagit pas et, cependant, le sujet semble regarder quelque
chose, il a des visions : on le voit aisément à l'expression
sans cesse changeante de sa physionomie, mais ce qu'il aperçoit ne semble pas faire partie de notre plan visible, puisqu'on ne peut rien faire pour en détourner le cours.

Que se passe-t-il au point de vue psychologique? Voilà
ce qu'il est difficile de connaître et même d'étudier pendant le cours du phénomène, tous les sens du sujet étant
hermétiquement fermés, aussi fermés dans cet état et dans
le suivant que dans ceux de léthargie les plus profonds.

On peut cependant, dans une certaine mesure, susciter
au réveil le souvenir des visions par la pression sur le
centre cérébral de la mémoire. Ces visions ressemblent
fort aux rêves qui se produisent pendant le sommeil physiologique naturel.

Nous arrivons enfin à la contracture générale, peu intéressante à étudier : les membres du sujet sont fortement
contracturés dans la position qu'ils occupaient précédemment. Cette contracture n'est résoluble qu'en déterminant
l'état suivant, « la léthargie », terme final des états du sommeil classés.

(Les Petites Annales.)

INVERSION DES ÉTATS DU SOMMEIL

Conférence faite le 3 Juin 1909 à la Société Magnétique
de France.

MESDAMES, MESSIEURS,

Le titre de la causerie que je dois vous faire ce soir n'est
peut-être pas très suggestif, et ne vous inspire certainement
pas au premier chef.

Il s'agit cependant d'une question assez délicate en matière de magnétisme, d'une question si délicate que d'autres
expérimentateurs, avant nous, n'avaient jamais osé tenter
l'expérience, que nous allons essayer de réaliser devant
vous.

Vous savez, vous tous qui suivez les cours de l'École ou
les conférences de la Société Magnétique de France, vous
savez, dis-je, que pour déterminer le sommeil chez un sujet
à l'aide des procédés magnétiques, l'on emploie généralement soit des passes, soit des impositions, en dehors de
tout autre procédé, en dehors surtout de toute suggestion.

Nous étendons la main et, sans rien dire au sujet, nous
attendons la manifestation du phénomène qui doit se présenter, c'est-à-dire le sommeil, lorsque nous avons affaire
à un sujet susceptible de s'endormir sous l'action du magnétisme.

Le plus généralement, lorsque nous nous trouvons en

présence d'un sujet qui n'a pas été souventes fois endormi, nous sommes obligés d'employer pendant un temps assez variable, l'action des passes lentes qui saturent l'organisme, établissant, entre le cerveau et le plexus solaire, un courant nerveux spécial qui donnera lieu à la production du sommeil magnétique.

Avec des sujets d'une sensibilité plus grande, il n'est plus besoin d'exécuter une saturation pareille au moyen des passes, l'imposition, ou la présentation de la main à distance, suffit pour déterminer le sommeil en un laps de temps excessivement court.

Mais ceci exige, ainsi que je vous le dis, une sensibilité très grande et une aptitude particulière qui consiste à être influençable à la polarité humaine; autrement dit encore, il faut que le sujet puisse ressentir deux actions distinctes entre une imposition de la main droite et une imposition de la main gauche. Et à ce propos, je vais me permettre de vous rappeler brièvement cette loi de la polarité que vous devez connaître tout aussi bien que moi : le corps humain possède des pôles identiques à ceux de l'aimant; il a un côté positif et un côté négatif : le positif est représenté par le côté droit, le négatif par le côté gauche, et nous savons que l'un et l'autre de ces pôles se comportent, vis-à-vis d'un sujet sensitif, analogiquement à l'aimant vis-à-vis de l'aiguille aimantée.

Ainsi, vous n'ignorez pas que le pôle positif de l'aimant attire le pôle négatif de l'aiguille, tandis qu'il repousse le positif de cette même aiguille, en raison de cette loi bien connue en physique qui dit « deux pôles de même nom se repoussent, tandis que deux pôles de nom contraire s'attirent ».

Eh bien, c'est cette même loi qui préside aux manifestations de la polarité humaine et M. Durville qui, plus que tout autre, a étudié à fond cette importante question, a pu lui appliquer la loi de physique dont je vous parlais en la complétant ainsi :

« Deux pôles de même nom se repoussent et excitent; deux pôles de nom contraire s'attirent et calment. »

L'opposition de deux pôles de même nom provoque le sommeil chez un sujet sensitif, tandis que l'opposition de deux pôles de nom contraire détermine le réveil, chez un sujet préalablement endormi.

Faut-il, penserez-vous, d'après cette loi, pour endormir un sujet, lui faire des passes de la main droite sur le côté droit, ou simplement lui présenter la main droite sur le côté droit du corps? Non pas, car j'ai omis de vous dire que l'être humain possède deux polarités principales, deux axes polaires différents : le premier est représenté par la polarité latérale, le côté droit étant positif, le gauche négatif; le deuxième est représenté par la polarité antéropostérieure et fait positif tout le devant du corps et négatif le dos : Les pôles de cet axe se trouvant au front et à la nuque.

Que faut-il alors, pour endormir un sujet. Il faut agir de la main droite sur la partie antérieure du corps, c'est-à-dire mettre en présence deux pôles de même nom qui excitent et endorment. Et alors, faudra-t-il faire des passes? Non plus, parce que dès l'instant que votre main est en mouvement, la polarité n'existe plus et il est indifférent que vous fassiez les passes d'une main ou de l'autre. Vous ne produisez plus dès lors qu'une action magnétique : vous magnétisez, vous saturez, vous n'agissez plus en polariste...

Il arrive donc que votre sujet passe par toutes les phases

du sommeil (lorsque, bien entendu, il est capable de vous les présenter) et ces phases se suivent toujours dans le même ordre, comme vous le voyez écrit au tableau, et ainsi que je vous l'ai démontré dans les différentes causeries faites au cours de cette année.

L'état suggestif est toujours le premier état que l'on rencontre chez un sujet magnétique; l'état cataleptique est le second, le somnambulisme le troisième. Vient ensuite la léthargie et, si l'on pousse au delà, on obtient le dédoublement auquel l'ouvrage de M. Durville, récemment paru, vous initiera.

Sans entrer dans une description plus détaillée de ces états, arrêtons-nous à ce que nous disions il y a un instant, et nous verrons que, si la main droite, présentée au front, a déterminé le sommeil, parce que deux pôles de même nom étaient en présence (lesquels excitent et endorment), l'emploi de la main gauche, ou la mise en présence de deux pôles de nom contrarie doit calmer et réveiller le sujet.

C'est là ce qui arrive toujours, mais que constate-t-on ensuite?

Que le réveil ne se produit pas brusquement, d'un seul coup, mais que le sujet repasse en sens inverse tous les états, un à un.

Jusqu'ici tout semble se passer le plus naturellement du monde, mais a-t-on songé à voir ce qu'il adviendrait si, au lieu d'employer l'imposition de la main droite pour endormir un sujet, l'on employait, par exemple, l'imposition de la main gauche.

Cet essai a été tenté, mais, à notre avis, il n'a pas fourni la documentation nécessaire à l'établissement d'un fait, et si nous nous reportons aux travaux de nos devanciers sur la même matière, nous verrons qu'ils n'ont rencontré dans leurs tentatives qu'un phénomène de paralysie très profonde, si profonde qu'ils n'ont pas osé pousser plus avant. Le colonel de Rochas, en faisant cette expérience de l'imposition prolongée de la main gauche, constata une paralysie générale présentant de telles ressemblances avec la mort, qu'il a craint de continuer l'expérience.

Cependant, une sorte de remords de conscience lui fait dire, à la fin du chapitre relatant cette expérience, les paroles suivantes :

« On peut se demander si, en prolongeant cette action, « on n'obtiendrait pas une série d'états séparés par des « léthargies et possédant des propriétés spéciales ; l'état « de veille ne serait ainsi qu'une phase particulière et « habituelle des diverses modalités dont le cerveau peut « être doué ; il constituerait la partie médiane du clavier « intellectuel. » Et, de Rochas termine son article par cette phrase : « Qui sait ce que nous réserve l'avenir ? »

Eh bien, ce que de Rochas n'avait pas voulu faire de peur sans doute de déterminer la mort chez son sujet, ce qui est une solution inadmissible à notre sens, nous avons essayé de le produire avec notre sujet Edmée.

Sachant que Mlle Edmée était un sujet remarquable, nous ayant donné toute une série de phénomènes que d'autres, avant elle, n'avaient pas produit, nous avons pensé qu'elle pourrait peut-être nous permettre d'élucider ce point resté obscur dans les expériences de de Rochas et de Durville ; combler la lacune, en nous disant, en nous

montrant plutôt, ce qui se passe au delà de la paralysie
observée par les précédents expérimentateurs et répondre
à la question de de Rochas : « Qui sait ce que nous réserve
l'avenir? »

Pour tenter l'expérience, nous partions d'un principe,
peut-être faux, mais suffisant pour nous permettre d'oser
cette expérience. Ce principe, le voici : La polarité humaine
existe, mais son action doit être secondaire à l'action
magnétique proprement dite, c'est-à-dire que la première action qui se produit lorsqu'on essaie d'endormir
un sujet doit être une action magnétique pure, une aspi-
ration, une sorte de succion qui, au bout de quelque temps
(temps très court avec les sujets excessivement sensibles),
produit une excitation ou un calme, selon que l'on a employé la main droite ou la main gauche.

Avec la droite, c'est une affaire entendue, la première
action est magnétique, puis cette action devient excitante
et détermine le sommeil en passant par les états connus (suggestif, cataleptique, somnambulique et léthargique).

Mais, partant toujours de l'état de veille, si nous nous
servons de notre main gauche, il doit se produire de deux
choses l'une : ou la polarité continue son action et l'on doit
observer des états au delà de la paralysie qui est le premier
phénomène produit, ou bien la polarité est détruite et l'imposition de la main gauche n'agit plus qu'en tant que procédé magnétique. Si c'est ce dernier phénomène qui a lieu,
il peut se produire également deux choses : ou le réveil du
sujet qui, trop saturé, est toujours susceptible de se dédoser
par rayonnement, ne pouvant franchir la paralysie dans

laquelle il est tombé, ou bien alors, c'est la succession des états dans le même ordre que par l'imposition de la main droite, qui doit se produire.

Si, au contraire, c'est la première hypothèse qui est la bonne, c'est-à-dire si la polarité négative continue son action, on doit pouvoir constater encore de deux choses l'une : ou le réveil du sujet par dédosement naturel, ou la succession des états en sens inverse. C'est cette dernière hypothèse que l'expérience est venue confirmer.

En effet, en expérimentant avec Edmée, nous avons pu constater après la paralysie du début, une série de phases particulières marquées tantôt par des hémi-contractures de la partie supérieure, puis de la partie inférieure du corps, tantôt par des hémi-léthargies spéciales, et l'on arrive ainsi à la léthargie vraie qui se présente d'ordinaire comme état terminal lorsqu'on endort un sujet par le procédé habituel.

Puis. en continuant toujours l'imposition hétéronome (pôles de nom contraire), on redescend ainsi, de deux en deux minutes (temps 5 fois plus long que par l'imposition de la main droite) toute la série des états pour revenir à l'état de veille complet.

Si maintenant vous vous souvenez que le sommeil de Mlle Edmée comprend déjà 16 phases franchement classées et que, d'autre part, nous venons d'en observer 4 ou 5 nouvelles après la paralysie, vous constaterez que cela fait plus de 20 phases différentes et constitue un véritable record.

Voici, d'ailleurs, un tableau comparatif qui vous fera mieux suivre les expériences. J'en ai supprimé les phases intermédiaires pour n'y laisser que les états princi-paux (1).

ÉTATS DU SOMMEIL OBTENUS

par l'imposition de la main droite (position isonome — pôles de même nom) :	par l'imposition de la main gauche (position hétéronome (pôles de nom contraire) :
Veille,	Veille,
État suggestif,	Paralysie totale,
État cataleptique,	
État somnambulique,	
État léthargique,	Léthargie,
	Somnambulisme,
	Catalepsie,
	État suggestif,
Dédoublement.	Veille.

Dans le premier tableau, entre la léthargie et le dédou-blement, on observe chez Edmée des phases analogues à celles que je viens de vous décrire comme succédant à la paralysie lorsque le sommeil est déterminé par le procédé de la main gauche...

Quelle doit être la conclusion de cette expérience : la po-larité est-elle détruite, ainsi que se le figurent déjà pas mal d'entre vous?

Non. L'hypothèse de la polarité n'est pas détruite à notre avis et voici pourquoi :

1° Nous obtenons un phénomène que l'on n'observe jamais en endormant par la main droite : la production des états à l'envers ;

(1) Ce tableau a été reproduit par *Les Petites Annales.* — *Le jour-nal du Magnétisme.* — *La Tribune psychique*, en 1909.

2° Les phénomènes sont beaucoup plus longs à se produire (10 minutes pour déterminer la paralysie complète, puis 2 minutes pour passer d'une phase à l'autre), parce que le procédé de la main gauche n'est pas excitant. Et, bien que le sommeil provoqué constitue, ainsi que vous le savez, une excitation cérébrale particulière, cette excitation n'est produite, ici, que par une action réflexe dont le principe nous échappe.

Aussi, est-ce précisément pour cela que la gamme des états se trouve inversée, c'est parce que la fonction cérébrale ne revient que peu à peu après la paralysie et qu'elle n'atteint un degré d'équilibre qu'avec le retour vers l'état de veille ;

3° Si, enfin, nous interrogeons le sujet, nous verrons que les sensations qu'il éprouve sont on ne peut plus désagréables, et qu'à la suite des expériences, il se trouve toujours indisposé pendant plusieurs jours (1) ; il semble par là bien franchement établi que l'on contrarie ainsi les lois de la nature ; mais, sachant qu'en général, on fait peu cas des sensations éprouvées par les sujets, nous arrivons de suite à notre dernier considérant en faveur de la polarité ;

4° En effet, et c'est là que repose toute la hardiesse de notre hypothèse, si nous considérons l'échelle des états produits par l'un et l'autre procédé, nous constatons que le dédoublement occupe le même degré de l'échelle que l'état de veille, et, nous souvenant que lorsqu'un sujet est dédoublé, ou près de se dédoubler, il est facile de le réveiller par la main gauche en repassant tous les états dans le même

_____

(1) Ce qui n'arrive jamais lorsqu'on l'endort par imposition de la main droite.

ordre que si nous le prenions directement de l'état de veille,
nous concevrons immédiatement l'analogie qu'il y a entre
la veille et le dédoublement.

Pour conclusion, et vous allez certainement tous me faire
les gros yeux pour ma témérité, le dédoublement est analogue à l'état de veille, mais comme ils ne peuvent pas être
analogues l'un à l'autre sur un même plan, je dirai que le
dédoublement équivaut à l'état de veille sur le plan invi-
sible.

De la sorte, la polarité n'est pas détruite dans ses lois
par nos expériences, elle est au contraire renforcée, confir-
mée d'une façon éclatante si vous admettez mon hypothèse.

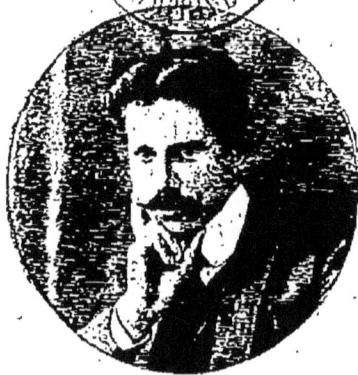

FERNAND GIROD.

Angers. — Imp. Burdin et Cie, rue Garnier, 4.

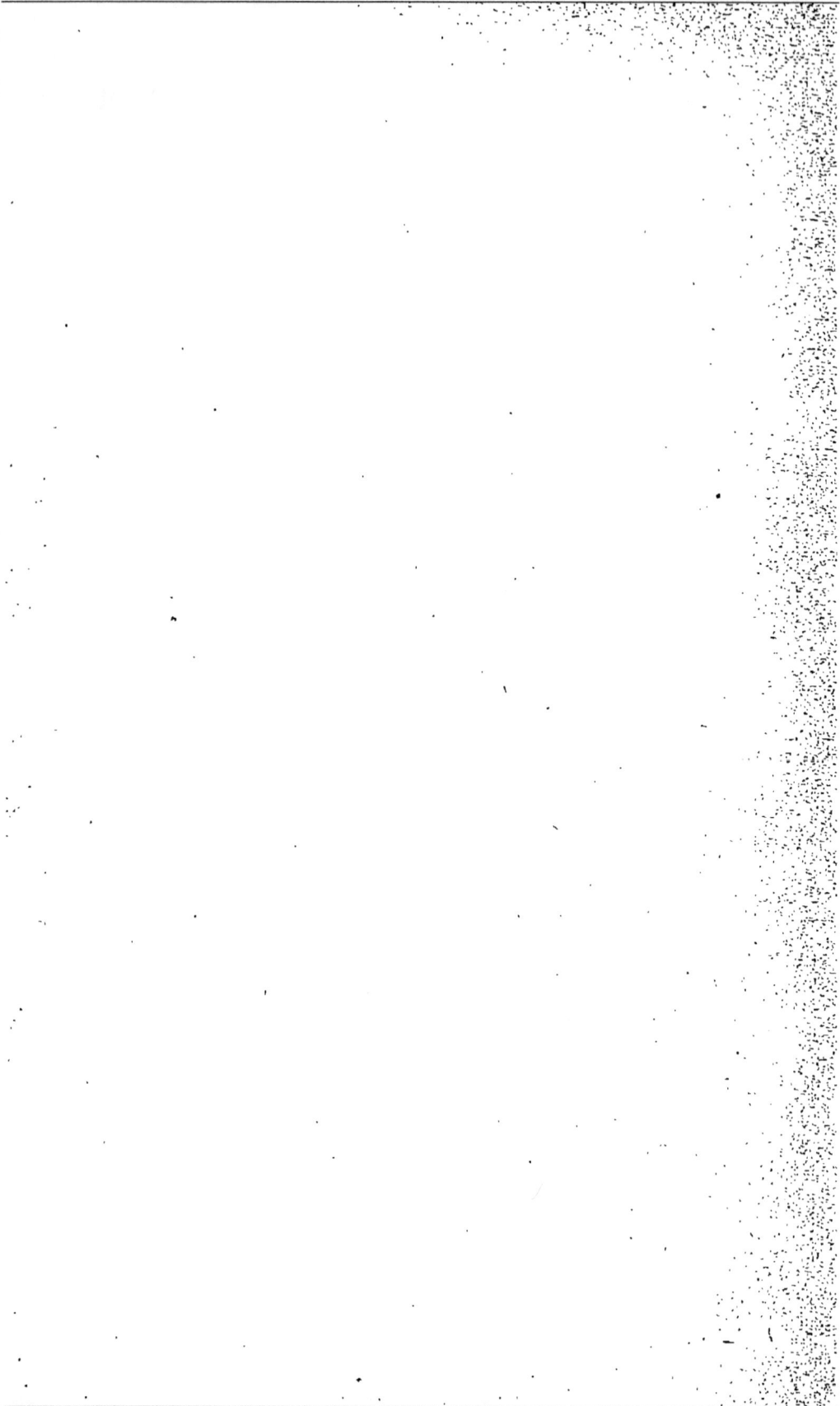